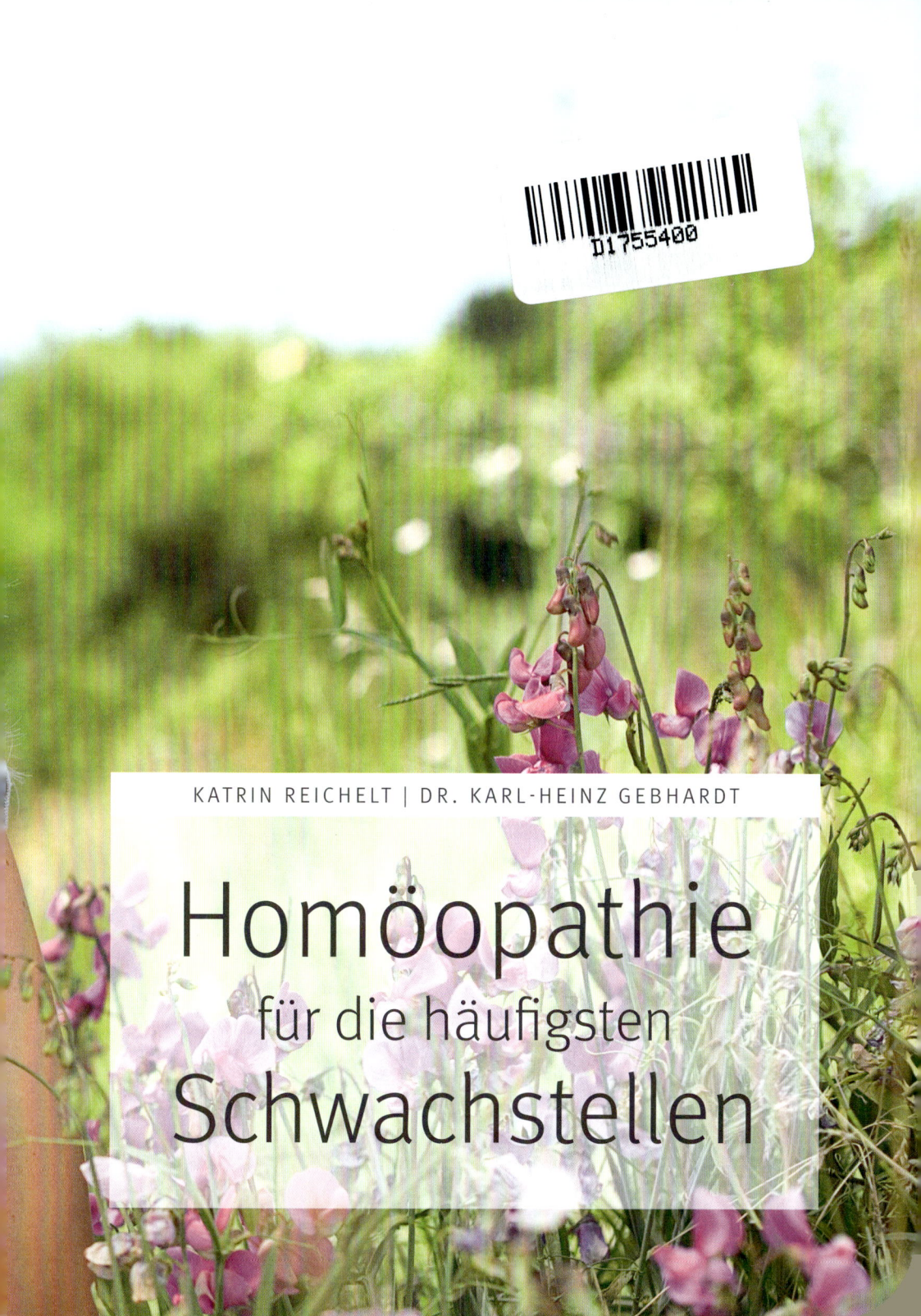

KATRIN REICHELT | DR. KARL-HEINZ GEBHARDT

Homöopathie
für die häufigsten
Schwachstellen

THEORIE

Ein Wort zuvor 5

IHRE SCHWACHSTELLE HAT IHNEN ETWAS ZU SAGEN 7

Doktor Volksmund:
Was Redewendungen verraten 8
Warnsignale des Körpers 9
Wie sich Schwachstellen
zu erkennen geben 10

Höhen und Tiefen in unserer
Seelenlandschaft 12
Der Unterschied zwischen
Emotionen und Gefühlen 14
Erworbene Schwachstellen 18
Mittel und Schwachstellen ändern sich . . 20

PRAXIS

HOMÖOPATHIE – RICHTIG ANGEWENDET 23

So hilft die Homöopathie
Ihrer Schwachstelle 24
Ein ganzheitliches
Behandlungskonzept 25
Die drei Grundprinzipien
der Homöopathie 28
Wie Sie das passende Mittel
für Ihre Schwachstelle finden 30

Wie Sie homöopathische
Mittel anwenden 32

WICHTIGE MITTEL FÜR ZWÖLF SCHWACHSTELLEN 37

Kopf: Das sprichwörtliche
Kopfzerbrechen 38
NATRIUM MURIATICUM 40
GELSEMIUM 42
BELLADONNA 43

Hals, Nase, Ohren:
Der Körper macht dicht 44
STAPHISAGRIA 46
PHYTOLACCA 48
ELAPS CORALLINUS 49

Lunge und Bronchien:
Wenn der Atem stockt 50
PHOSPHORUS 52
DROSERA 54
IPECACUANHA 55

Herz und Kreislauf: Ist Ihre
Pumpe aus dem Takt? 56
ACONITUM 58
SPIGELIA 60
GLONOINUM 61

Magen und Darm: Haben
Sie zu viel zu verdauen? 62
NUX VOMICA 64
ARSENICUM ALBUM 66
LYCOPODIUM 67

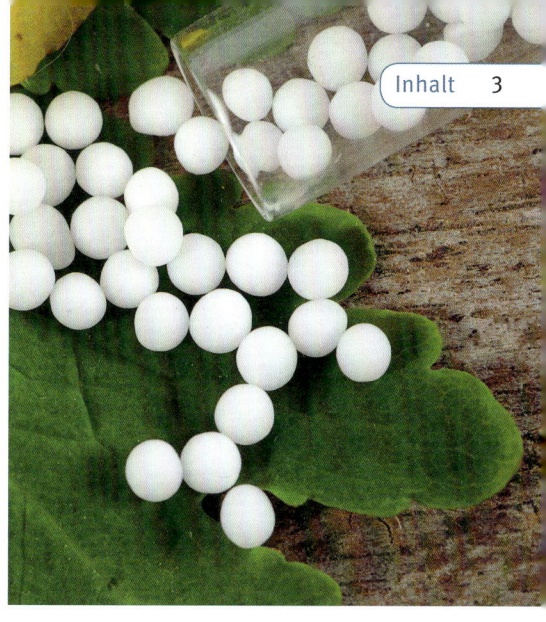

Inhalt

Galle und Leber: Wut und
Ärger machen sich Luft 70
COLOCYNTHIS 72
MERCURIUS DULCIS 74
BRYONIA 75

Rücken: Es ist nicht länger zu ertragen! .. 76
PULSATILLA 78
RHUS TOXICODENDRON 80
AURUM 81

Gelenke: Steif wie ein Brett 82
KALIUM CARBONICUM 84
CALCIUM FLUORATUM 86
ARNICA 87

Blase und Nieren: Tränen,
nach innen vergossen 88
ACIDUM NITRICUM 90
APIS 92
BERBERIS 93

Nerven: Aus der Fassung geraten....... 94
ARGENTUM NITRICUM 96
IGNATIA........................... 98
ACIDUM PHOSPHORICUM 99

Haut: Der unbestechliche
Spiegel der Seele 100
SULFUR 102
MERCURIUS 104
THUJA 105

Schlaf: Wenn die Nacht zum Tag wird .. 106
COCCULUS 108

COFFEA 110
ZINCUM METALLICUM 111

DIE GROSSEN SCHWESTERN DER HOMÖOPATHIE 113

Akupunktur: Energieblockaden lösen .. 114
Alles ist mit allem verbunden 115

Ayurveda: Vereint mit
den Prinzipien des Lebens 118
Drei Grundtypen 119

SERVICE

Bücher, die weiterhelfen 122
Adressen, die weiterhelfen 123
Arzneimittelregister 124
Beschwerdenregister 125
Impressum......................... 127

DIE AUTOREN

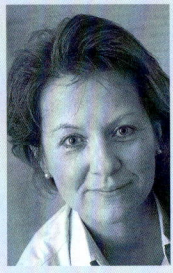

Katrin Reichelt studierte Sprachen in Bochum und Berlin und ist seit ihrer Ausbildung zur Redakteurin im Axel-Springer-Verlag freie Journalistin und Autorin mit dem Schwerpunkt Medizin. Vor über 20 Jahren entdeckte sie ihre Leidenschaft für Homöopathie, schrieb seit 2006 mehrere Homöopathie-Bücher, darunter 2009 mit Sven Sommer den Bestseller »Die magische 11 der Homöopathie«, 2010 »Die magische 11 der Homöopathie für Kinder« und mit Dagmar Uhl »Die 9 großen Frauenmittel der Homöopathie«. Seit sechs Jahren ist sie zudem Chefredakteurin eines Homöopathie-Magazins.

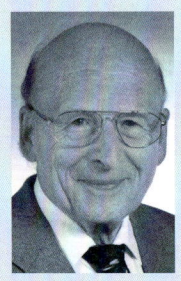

Dr. Karl-Heinz Gebhardt ist Arzt für innere Medizin und Homöopathie. Mit seiner Erfahrung als ehemaliger Leiter der Abteilung für Tumorkranke sowie der Geriatrie und der Inneren Abteilung im Krankenhaus Langensteinbach vereint sich in seiner Praxis die Erfahrung von klinischer und klassischer Medizin mit Homöopathie – auch und besonders in der Krebsbehandlung. Dr. Gebhardt ist stellvertretender Vorsitzender des Vorstands der Fördergemeinschaft NATUR UND MEDIZIN der Karl und Veronica Carstens Stiftung.

EIN WORT ZUVOR

»Ich hab die Nase voll.« – »Er geht mir auf die Nerven.« Unsere Worte verraten, was wir oft selbst nicht wahrhaben wollen: dass der Aufruhr in unserer Seele gerade dabei ist, unseren Körper anzugreifen! Es fehlt nur noch ein Quäntchen. Dann wird der Teil unseres Systems krank, den wir bereits in Redewendungen so anschaulich beschreiben. Der Magen: »Das stößt mir sauer auf.« Oder die Galle: »Ich ärgere mich grün und gelb.« Schwachstellen melden sich buchstäblich dann zu Wort, wenn wir das Maß dessen, was wir (oder andere) uns zumuten können, überschreiten. Sie sind wie Pausenklingeln: »Stopp, es reicht!« Sie fordern von uns Ruhe und Achtsamkeit ein, damit wir neue Kraft schöpfen können. Sie erinnern uns daran, dass wir verletzlich sind. Der Volksmund beschreibt in unmissverständlichen Bildern, worum es geht: »Ich habe zu viel um die Ohren.« – »Es bricht mir das Herz.« Wir gebrauchen solche Sätze oft schon lange, bevor sich überhaupt eine körperliche Beschwerde zeigt. Homöopathie kann helfen, die sich anbahnende Entgleisung zu verhindern. Sie harmonisiert die seelischen und körperlichen Kettenreaktionen, bevor wir ernsthaft krank werden. Wenn wir nicht hören wollen, was wir selbst sagen, melden sich Symptome schon bald ein bisschen vehementer: zum Beispiel mit Schmerzen oder einem Magengeschwür. In der Homöopathie werden diese Schwachstellen oft wörtlich beschrieben, wie zum Beispiel bei der Arznei Nux vomica: Da liegt einem etwas »wie ein Stein im Magen«. Oder man hat, wie bei Gelsemium, einen »Blackout«. In diesem Buch lernen Sie homöopathische Mittel kennen, die Ihnen helfen, wieder ins Lot zu kommen. Wenn Sie die Sprache Ihrer Schwachstelle lernen und auf das hören, was sie Ihnen zu sagen versucht, kann sie heilen und sich in Stärke verwandeln.

Katrin Reichelt und Dr. Karl-Heinz Gebhardt

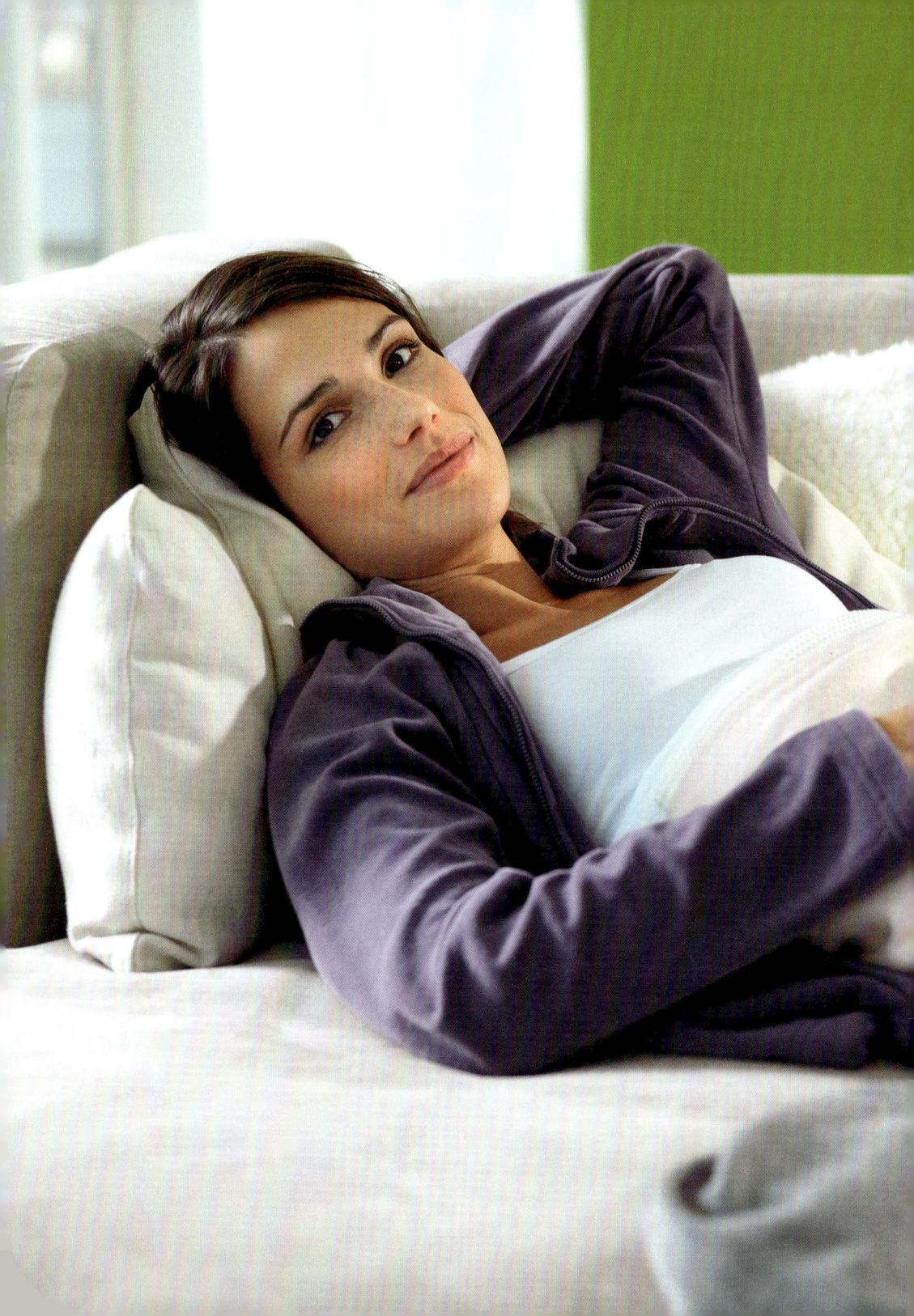

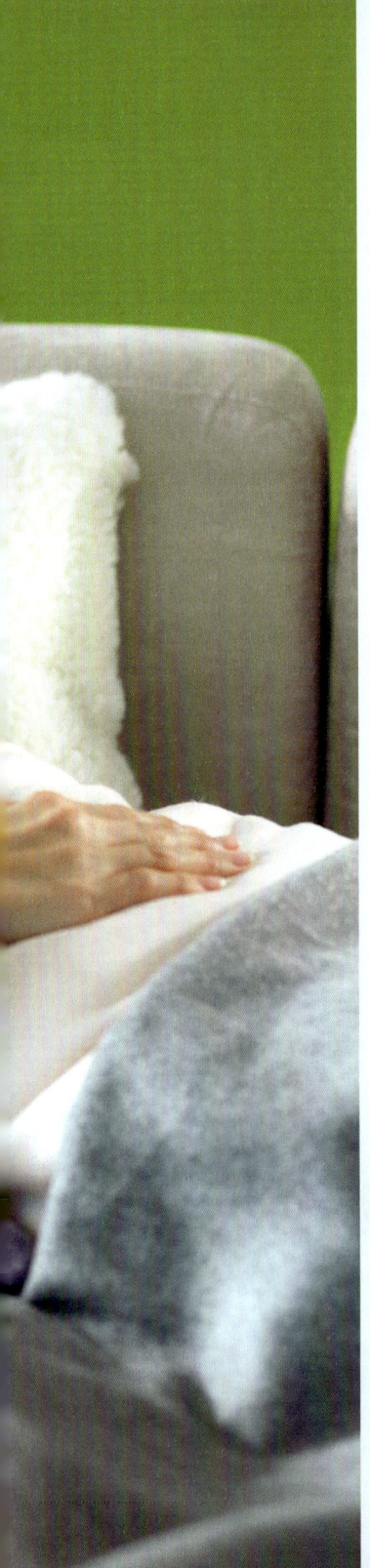

IHRE SCHWACH-STELLE HAT IHNEN ETWAS ZU SAGEN

So lästig unsere Schwachstellen sein mögen, sie sind trotzdem unentbehrlich. Denn sie haben einen direkten Draht zu unserer Seele. Lernen Sie, diese einzigartige Verbindung zu entschlüsseln.

Doktor Volksmund: Was Redewendungen verraten	8
Höhen und Tiefen in unserer Seelenlandschaft	12

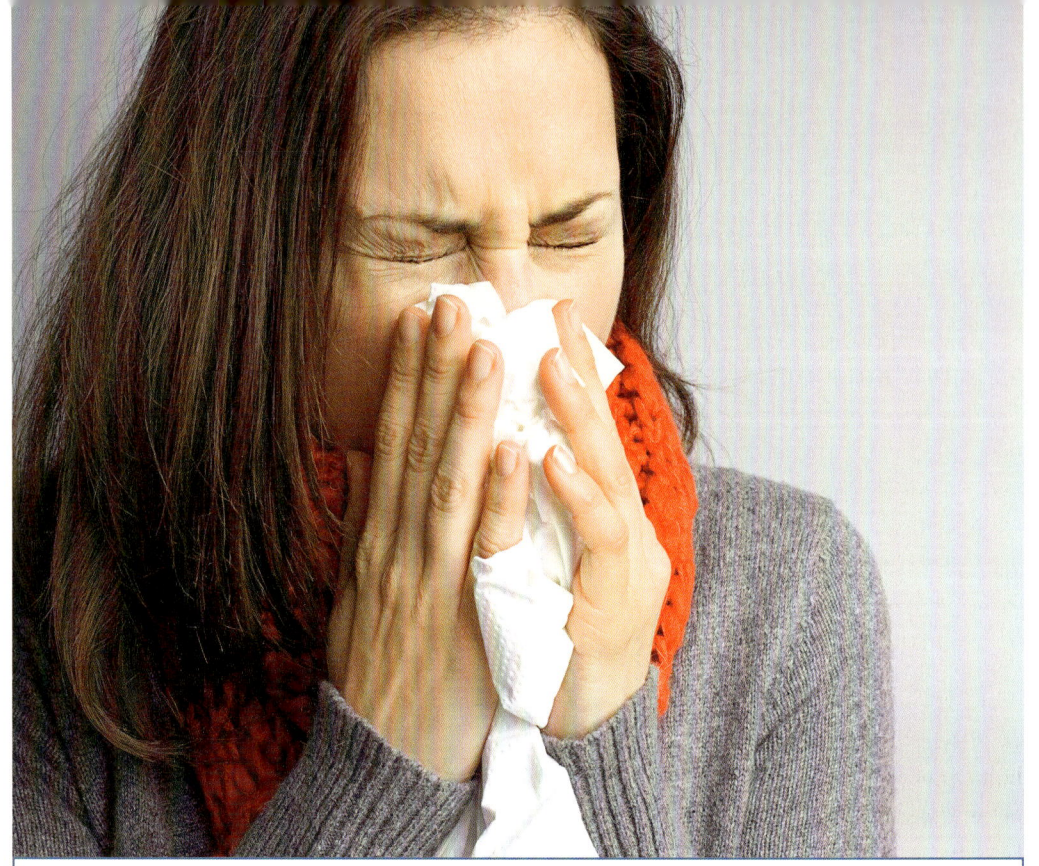

Doktor Volksmund: Was Redewendungen verraten

Hexenschuss! Ausgerechnet jetzt, wo Sie gerade den Koffer für den Urlaub packen, schnell noch die E-Mails beantworten, Hemden bügeln und die Pflege der Topfpflanzen organisieren wollten! »Zu viel aufgeladen«, diagnostiziert der Volksmund ohne Umschweife. Und er hat noch mehr anschauliche Beispiele in petto: Bekommen Sie vielleicht immer ausgerechnet dann eine Erkältung – »Nase voll!« –, wenn Sie am Wochenende zur Familienfeier antreten müssen? Oder haben Sie immer öfter das Gefühl, Ihnen

»platzt gleich der Schädel«, wenn aus dem Zimmer Ihres Teenagers die Musik in voller Lautstärke in Ihre Ohren dröhnt? Oder müssten Sie längst ein Projekt durchziehen, aber Ihnen »fehlt einfach der Biss«?

Warnsignale des Körpers

Unser Körper spricht eine deutliche Sprache. Man kann sie eigentlich nicht missverstehen. Wenn er uns immer wieder das Gleiche sagt – wenn beispielsweise unter Stress immer wieder in der gleichen Region Symptome auftauchen –, dann spricht man von einer Schwachstelle. Das Online-Lexikon Wikipedia bezeichnet sie als den Teil des menschlichen Systems, der unter Belastung zuerst versagt. Das klingt zunächst wenig ermutigend. Dennoch ist es so, dass die Schwachstelle eine wichtige Absicht verfolgt. Sie dient dazu, Ihre Regulationssysteme vor Überlastung zu schützen. Denn was, wenn nicht unsere Schwachstelle, soll unser bisweilen überhöhtes Lebenstempo herunterbremsen?

Schwachstellen zeigen sich unerbittlich, wenn Sie sich übernommen haben. Sie tauchen verhängnisvollerweise besonders gern auf, wenn Ihre Abwehrmechanismen gerade herunterfahren – am Wochenende, im Urlaub, vor dem Treff mit lieben Freunden. Oder sie melden sich zu Wort, wenn die täglichen Anforderungen, die an Sie gestellt sind, über ein gewisses Maß hinausgehen: zum Beispiel während oder nach einem besonders herausfordernden Projekt; wenn Ihr Baby jede Nacht mehrfach wach wird und Ihnen den Schlaf raubt; wenn Sie gerade persönlichen Kummer erleben oder wenn Sie von Kollegen gemobbt werden.

Ein sinnvolles Regulativ

Während unser Verstand uns noch erzählt, warum wir jetzt gleich nach seinen und sonst keinen Regeln funktionieren müssen, erzählt Ihnen Ihr Körper mit seiner Sprache etwas ganz anderes. Haben Sie es schon einmal so betrachtet, dass Ihre Schwachstelle womöglich die

Legen Sie eine Pause ein

Wenn Ihr Körper mit Symptomen auf eine Stresssituation reagiert, ist Ihr vegetatives – also das nicht bewusst steuerbare – Nervensystem überlastet. Gönnen Sie ihm etwas Ruhe: Rituale wie eine Teepause, ein Mittagsschlaf oder ein 15-Minuten-Spaziergang entspannen und signalisieren Ihrer Seele: Ich nehme deine Bedürfnisse ernst.

Reißleine ist, an der Ihr Körper zieht, bevor Ihnen eine Bruchlandung droht?

Auf der Strecke zwischen den Haarspitzen und den Zehen hat ausnahmslos jeder Mensch einen oder auch mehrere Schwachpunkte. Sie sind eingewoben in unseren individuellen Bauplan: zum einen, um auf der rein physischen Ebene einen Drehzahlmesser zur Verfügung zu stellen, damit wir unseren Lebensmotor nicht überhitzen. Auf der metaphysischen Ebene dienen sie unserer persönlichen, man könnte auch sagen spirituellen Entwicklung. Denn seit der Vertreibung aus dem Paradies vergessen Menschen, dass alles Wollen, Streben und Verlangen auch Grenzen hat – und braucht. Schwachstellen machen uns menschlich. Sie lehren uns Demut.

Schwachstellen sind von der Natur sicher nicht als Strafe für Fehlverhalten konzipiert. Sie sind vielmehr ein wertvolles Regulativ: das Warndreieck, damit aus einer (gesundheitlichen) Panne nicht eine Massenkarambolage wird. Schwachstellen verlangen von uns, die Panne näher zu betrachten und wenn nötig die sanfte Werkstatt der Homöopathie, der Naturheilkunde oder sogar die der Schulmedizin anzusteuern. Wenn der Körper nicht rund läuft, lässt sich das viel schwerer ignorieren als seelische Schmerzen. Hinschauen zahlt sich aus!

EIN ASPEKT IHRER PERSÖNLICHKEIT
Auch wenn sie manchmal beträchtlich nervt, Ihre Schwachstelle ist Teil Ihres ganz persönlichen Profils. Sie gehört zu Ihnen wie Ihre Augenfarbe, Ihre Leidenschaft für Spaghetti und Rotwein, Ihre Liebe zu oder Abneigung gegen Sport. Sie ist der Gegenpol zu Ihrer Lebenskraft und macht Sie einzigartig.

Wie sich Schwachstellen zu erkennen geben

Nicht jede banale Erkrankung ist Ausdruck einer Schwachstelle. Der Körper muss zum Beispiel eine bestimmte Anzahl von Infekten durchmachen (bei Erwachsenen zwei bis vier im Jahr), um seine Abwehrkräfte regelmäßig zu trainieren. Doch wenn bestimmte Symptome immer wieder an der gleichen Stelle auftreten, sollten Sie an die Möglichkeit denken, dass sich im Hintergrund lauernder Seelenstress Gehör zu verschaffen versucht.

› Sie sind zum Beispiel anfällig für Infekte der oberen Luftwege. Sie spüren: Sie haben »die Nase voll«, »zu viel um die Ohren« oder können »nichts mehr schlucken«.

› Magen und Darm reagieren empfindlich auf scheinbar harmlose Dinge. Ihnen liegt ein »Stein im Magen« oder Sie haben buchstäblich »Schiss«.

› Die Haut kann Ihr Schwachpunkt sein, auch wenn Sie vielleicht vorgeben, dass Sie »überhaupt nichts kratzt«. Doch manchmal möchten Sie am liebsten »aus der Haut fahren«.
› Sie haben sich »zu viel auf den Buckel geladen« oder die Angst »sitzt Ihnen im Nacken«.
› Die Gelenke »haben sich heiß gelaufen« oder fühlen sich an, als hätten sie »Sand im Getriebe«.

Was wir erben und erwerben

In der Homöopathie unterscheidet man zwischen ererbten und erworbenen Schwachstellen. Zusammen formen sie die Konstitution eines Menschen. Es liegt auf der Hand, dass damit zwar auch, aber nicht nur der Körper gemeint sein kann! Denn natürlich »erben« wir von den vorhergehenden Generationen nicht nur die Anlage zu Diabetes, Bluthochdruck oder Migräne. Wir erlernen parallel dazu auch ein bestimmtes Verhalten, übernehmen Werte, Weltanschauungen, die Definition von Gut und Schlecht. Nicht immer sind die Erfahrungen, die wir sammeln, von Vorteil für uns. Wir erleben Glück und Sicherheit – aber auch Angst und Trauma. Dort, wo sich schon im Kindesalter negative Erlebnisse verankern, entwickeln wir »Überlebensstrategien« und öffnen damit den Schwachstellen Tür und Tor – denn bei solchen Strategien ist immer Angst im Spiel:

› Ein Mensch, der aus homöopathischer Sicht zum Beispiel das Mittel Staphisagria (Seite 46) braucht, ist unter Umständen überangepasst, um in seiner Umwelt nur ja keinen Zorn zu erregen. Er kann dieses Verhalten extrem lange aufrechterhalten – bis »das Fass überläuft«, was sich unter anderem durch Erkältungen und Blaseninfekte äußern kann.
› Ein anderes Beispiel: Jemand hat einen geliebten Menschen verloren; es hat ihm »das Herz gebrochen«. Der Mensch, dem in einem solchen Fall Natrium muriaticum (Seite 40) helfen kann, zeigt sein Leid niemandem – bis sich als Folge der Einsamkeit eines Tages tatsächlich Herzsymptome entwickeln. Ein zunächst im übertragenen Sinne »gebrochenes Herz« ist zu einer körperlichen Schwachstelle geworden.

TIPP
Wiederkehrende Infekte können Sie mit einer Kombination aus Homöopathie und Ernährungsumstellung behandeln. So unterstützen Sie Ihre Abwehrzellen darin, ein Arsenal von Immunantworten aufzubauen, das Sie im Lauf der Zeit immer besser vor weiteren Infektionen schützt. Näheres dazu auf Seite 68.

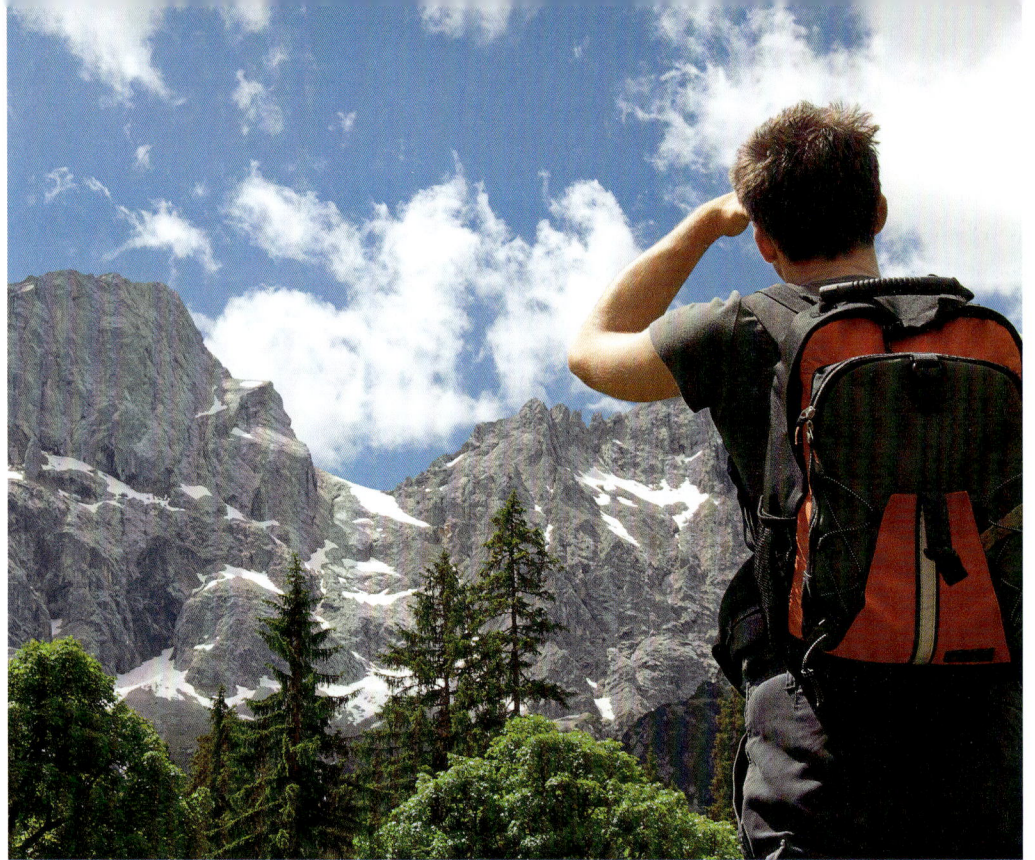

Höhen und Tiefen in unserer Seelenlandschaft

Entsprechend dem, was wir ererbt und erlernt haben (Seite 11), entsteht in Körper und Seele eine Karte unserer Innenwelt: Darin gibt es, sinnbildlich gesprochen, Gärten voller Sonne und zwitschernder Vögel – eine innere Landschaft, in der wir uns stark fühlen und auf kraftvolle Ressourcen zurückgreifen können. Solche Ressourcen sind zum Beispiel Liebe, Vertrauen, Geborgenheit, Ermutigung, Akzeptanz und der riesige Pool an Wissen und Erfahrung, der in jeder Familie in irgendeiner Form von einer an die andere Generation weitergegeben wird. An anderer Stelle stoßen Sie vielleicht auf Berge, die Sie erst erklimmen müssen, für die Sie jedoch das innere Rüstzeug mitbringen. Denn Sie haben gelernt, mit solchen Herausforderungen fertig zu werden, und sind immer einmal mehr aufgestanden als gefallen, nicht zuletzt, weil es Menschen gab, die Ihnen immer zur Seite standen.

Und dann gibt es auf dieser Karte Ihrer inneren Welt auch Niederungen, wo Dämme nur allzu leicht brechen können. Auf diesen Gebieten haben Sie wenig Vertrauen, weder in sich selbst noch in andere. Hier fühlen Sie sich verlassen, ausgeliefert oder überrannt, nicht selten auch hilflos, wütend – und schwach. Sie wissen nicht, wie Sie sich verhalten und wenn nötig abgrenzen sollen. Genau dort entwickeln sich Ihre Schwachstellen.

Diese potenziellen Krisengebiete bergen jedoch auch Chancen und wichtige Lernaufgaben. An vorderster Front steht die Notwendigkeit zu erkennen, dass Sie letztlich Ihrem Gefühl vertrauen können – und auch sollten! Ihre Seele weiß frühzeitig und am besten, wann Ihnen die Galle überläuft, bevor sie dies tatsächlich tut. Wenn Sie zu Ihren Gefühlen stehen, entbinden Sie Ihre Schwachstelle von der Aufgabe, Ihnen die Grenzen zu zeigen, die zuvor überschritten wurden. Statt »Ich kann nicht, weil ich krank bin« lernen Sie, Nein zu sagen oder auch ein Ja zu wagen, bevor Sie krank werden. Schwachstellen unterstützen Sie darin, Ihren Rhythmus, Ihre Stärken und Grenzen besser kennenzulernen. Sie

GU-ERFOLGSTIPP — **SCHATZKARTE DER SEELE**

Notieren Sie auf einer Papierrolle mindestens zehn Ihrer persönlichen Stärken und Ihre zuverlässigsten Helfer (von hilfreichen Entspannungsmethoden bis hin zu Freunden, die sich in der Not bewährt haben). Winden Sie ein Band in Ihrer Lieblingsfarbe darum und deponieren Sie die Karte aufgerollt in Sichtweite, damit sie Ihnen im Bewusstsein bleibt. Öffnen Sie diese Schatzkarte immer, wenn Sie Kraft und Klarheit brauchen, um Ihre Schwächen zu überwinden.

weisen Sie darauf hin, wenn etwas zu viel wird. Wenn Sie daher auf Ihre Bedürfnisse achten und danach handeln, machen sich Schwachstellen irgendwann nicht nur weitgehend überflüssig, sondern können sich sogar in Stärke verwandeln.

Der Unterschied zwischen Emotionen und Gefühlen

Um Schwachstellen nicht das Feld zu überlassen, muss man lernen, Emotionen, die aus der Vergangenheit herrühren, von Gefühlen zu unterscheiden, die sich tatsächlich auf die aktuelle Situation beziehen.

Dazu muss man wissen: Emotionen, die sich aus negativen Erlebnissen in früheren Zeiten speisen – zum Beispiel Zurückweisung oder Liebesentzug im Kindesalter, Misserfolge oder Strafen in Schule oder Beruf –, können in der Gegenwart schnell zu Saboteuren werden. Auf der körperlichen Ebene nehmen sie, unbewältigt und unverarbeitet, häufig die Gestalt von Schwachstellen an. An einem bestimmten Punkt im Leben haben Sie eine schlechte Erfahrung gemacht. Und dann kann Folgendes geschehen: Immer dann, wenn ähnliche Umstände auftauchen, wird Ihr inneres System mit einer Art »Panikchemie« geflutet. Ihre körpereigenen Regulationskräfte werden durch diese spezielle biochemische Reaktion massiv geschwächt.

Diese »Immer, wenn..., dann... «-Chemie hat die Tendenz, sich zunehmend zu verselbstständigen. Wir beginnen die Auswirkungen

---

»IMMER WENN ..., DANN ...« – DIE BEKANNTE FALLE

»Immer wenn ..., dann...« ist die typische Sprache von Schwachstellen. Immer wenn Sie auf einen Ball gehen, bekommen Sie Herpes-Bläschen an der Lippe. Immer wenn das Wochenende beginnt, setzt eine Migräne Sie schachmatt. In beiden Fällen haben die Umstände an sich nichts mit Krankheit zu tun, sind also in dieser Hinsicht völlig neutral. Erst die eigene, entgleiste Chemie löst das Symptom aus.

---

unserer Schwachstelle buchstäblich zu erwarten. Sie tut uns den Gefallen und erscheint auf der Bildfläche, immer wieder – bis wir überzeugt sind, diese Verkettung der Umstände sei die unausweichliche Realität. Doch wenn dem tatsächlich so wäre, hätten alle Ballbesucher Herpes-Bläschen und alle Menschen am Wochenende Migräne. Wahr ist: Die oben genannte Biochemie aktiviert überhaupt erst unsere Schwachstelle! Das Immunsystem wird mit dem Stresshormon Cortisol überschwemmt. Die Abwehrkräfte werden als Folge davon geschwächt. Unsere eigene Art, wie wir die Welt erleben, erleichtert es dann zum Beispiel Krankheitserregern oder Allergieauslösern, ihren zerstörerischen Effekt auszuüben.

> **GU-ERFOLGSTIPP**
> **KÖRPERREAKTIONEN WAHRNEHMEN**
>
> Wenn Sie in eine Situation geraten, die Ihnen unangenehm ist, beobachten Sie Ihre körperlichen Reaktionen: zum Beispiel trockener Mund, Brennen im Magen, feuchte Hände oder Frieren. Die reine Beobachtung und Wahrnehmung, die Anerkennung dessen, was sich gerade in Ihrem Inneren abspielt, wirkt oft schon fast so positiv und stärkend wie ein homöopathisches Mittel.

Genau diese Zusammenhänge hat auch Samuel Hahnemann, der Entdecker der Homöopathie (Seite 26), erkannt und seine Heilmethode daraus entwickelt.

Emotionen können eine regelrechte Kettenreaktion auslösen

Manchmal reichen schon Kleinigkeiten aus, um bei einem Menschen eine zermürbende Emotionskaskade zu aktivieren. Ein Beispiel: Vielleicht haben Sie früher die Erfahrung gemacht, dass Flüstern Ausdruck von Missachtung war oder sogar Strafe ankündigte. Wenn jemand (den Sie kennen oder von dem Sie eventuell auch noch abhängig sind) nun flüstert, steigt Angst in Ihnen auf. Ihr Gehirn erzeugt alle möglichen Interpretationen, was als Nächstes folgen könnte.

Auf diese und andere Weisen spielen uns unsere Emotionen jeden Tag Streiche. Sie schwächen die natürlichen Abwehrstrategien des Körpers und aktivieren dadurch indirekt unseren »wunden Punkt«. Allein dass er so heißt, beschreibt, was dort zu finden ist: eine seelische oder auch körperliche Wunde. Im schlimmsten Fall sogar beides.

DER WEG ZUM PASSENDEN HOMÖOPATHISCHEN MITTEL

Stellen Sie sich vor, Sie haben einen großen Schreck erlebt. In der darauffolgenden Nacht lassen eisige Kältewellen Sie erschaudern, Ihr Kopf scheint zu bersten, Ihr Hals ist wie zugeschnürt. Man hört den Sturm der Angst, den Sie erlebt haben, geradezu ums Haus heulen. Diese und einige andere Faktoren zusammengenommen, ergeben in der Homöopathie ein sogenanntes Mittelbild. In diesem Fall wäre das Aconitum (Seite 58).

Wie Homöopathie den Kreislauf durchbricht

Sowohl für akute – wenn Sie nur momentan »schwächeln« – als auch für hartnäckige Schwachstellen und ebenso für dauerhafte, chronische Zustände gilt es, sich nicht nur mit den körperlichen Symptomen auseinanderzusetzen. Die Empfindungen dahinter sind genauso wichtig. Nur indem er beides betrachtet, findet ein Homöopath zur passenden Arznei. Wenn wir krank werden, ist dies aus Sicht der Homöopathie immer eine Störung der inneren Ordnung, die es mithilfe der passenden homöopathischen Arznei wiederherzustellen gilt. Wenn dies gelingt, kehrt Ihre (Abwehr-)Kraft zu Ihnen zurück.

Je häufiger allerdings die innere Ordnung aus den Fugen gerät, umso mehr nähern Sie sich dem heute so weit verbreiteten Burnout. An allen möglichen Stellen Ihres Körpers leuchten die Alarmlampen, die eigentlich alle auf die gleiche Empfindung zurückgehen: etwa dass Sie einen geschäftlichen Verlust nicht verwinden können. Diese Wunden beziehungsweise Schwachstellen können niemals richtig ausheilen, wenn Sie die zugrunde liegenden Emotionen nicht kennen und sowohl Ihrer Seele als auch dem Körper das geben, was sie brauchen.

Den richtigen Impuls setzen

Der Heilimpuls, den die Homöopathie setzt, hilft der Seele und dem Körper, wieder besser zusammenzuarbeiten. Die aufgewühlten, oft widersprüchlichen inneren Wellenmuster finden allmählich zu ihrer ursprünglichen Harmonie zurück. Eine wichtige Voraussetzung dafür ist, dass Sie genügend Abstand zu Ihrer inneren Wellenarchitektur gewinnen, um zu erkennen, was genau Ihnen fehlt: Vielleicht brauchen Sie Hilfe von außen, weil die Lasten zu Hause oder im Job zu ungleich verteilt sind.

Fragen Sie auch Ihre Familie oder Ihre Freunde, was diese an belastenden Ereignissen in Ihrem Leben beobachtet haben, bevor

Ihre Schwachstelle sich bemerkbar gemacht und Sie aus dem Verkehr gezogen hat.

Wenn Sie sehen können, welche Handlungsmuster Ihre Stärken unterspülen, und diese Muster verändern, muss Sie Ihre Schwachstelle immer seltener zu Richtungswechseln zwingen.

Gewiss, manchmal ist das Leben zu wild und zu aufregend, um einen Gang herunterzuschalten. Doch wenn der Kräfteraub die Ausnahme bleibt, sind Sie schnell wieder fit. Auch hierbei hilft Ihnen die Homöopathie!

Gefühle bestehen nur im Jetzt

Anders als Emotionen sind Gefühle vollkommen in der Gegenwart verwurzelt. Sie beziehen sich auf das, was jetzt gerade ist. Jemand flüstert in Ihrer Gegenwart, Sie nehmen es wahr. Aber die Chemie Ihres Gehirns (Seite 15) macht kein Drama daraus, fügt den reinen Fakten nichts hinzu. Sie ruhen in sich selbst und erkennen, dass Flüstern zu dem Menschen gehört, der eben gerade flüstert. Es hat nichts mit Ihnen zu tun.

Ein anderes Beispiel: Sie sind traurig, weil jemand, den Sie mögen, für lange Zeit ins Ausland geht. Sie vermissen ihn jetzt schon, müssen zuweilen sogar weinen. Solche ganz normalen menschlichen Gefühle sind in den allermeisten Fällen keine Trigger für Ihre Schwachstelle. Wenn jedoch das innere Emotionsfass aufgeht, das Sie glauben machen möchte: »Alle verlassen mich, immer bin ich allein, das war schon immer so, wahrscheinlich wird auch er nicht mehr zurückkommen...«, haben Emotionen aus der Vergangenheit Sie gerade eingeholt (siehe Natrium muriaticum, Seite 40). Durch diese Art von Emotionen bekommt Ihre Schwachstelle Futter. Sie verbrauchen auf diese Weise alle Kraft, um die Flut von traurigen Gedanken zu kompensieren. Am Ende bleibt nicht mehr genug übrig für die Eigenregulation, um die Migräne, den empfindlichen Darm oder die anfälligen Nasennebenhöhlen in Schach zu halten.

Bitten Sie um Rat

Fragen Sie Ihren Partner beziehungsweise Ihre Partnerin, Ihre Eltern oder Kinder und einen wirklich guten Freund, was aus deren Sicht Ihre Schwachstelle ist – welche gesundheitliche Störung immer wieder auftritt. Bitten Sie dann jeden um einen Rat, was Ihre Situation verbessern könnte.

VITAMIN D3

Wissenschaftler fanden erst kürzlich heraus, dass das Sonnenvitamin D3 für drei Funktionskreise lebenswichtig ist: Knochenstoffwechsel, Immunsystem und Herz-Kreislauf-System. Knapp 90 Prozent der Deutschen leiden an Mangelerscheinungen! Ein Test, ob Ihrem Körper genug Vitamin D3 zur Verfügung steht, kostet etwa 30 bis 40 Euro und wird nicht von den Kassen erstattet.

Erworbene Schwachstellen

Mit einigen Schwachstellen wird man geboren. Dazu gehört zum Beispiel die Neigung zu Übergewicht, die unter anderem durch genetische Veranlagung oder durch zu kalorienreiche Ernährung der Mutter in der Schwangerschaft verursacht ist. Andere Schwachstellen kann man sich regelrecht anzüchten.

› Wenn Sie zum Beispiel weniger als 30 Minuten täglich in der Mittagszeit an die Luft gehen – und das trifft sicher auf die allermeisten Büromenschen zu – und zudem noch Kosmetika mit Lichtschutzfaktor verwenden, laufen Sie Gefahr, einen Vitamin D3-Mangel zu entwickeln. Während Sie sich an Ihrem Arbeitsplatz »das Gehirn zermartern«, kann dieser spezielle Vitaminmangel, wenn Sie ihn nicht durch entsprechende Tabletten ausgleichen, tatsächlich die Mikrogefäße, unter anderem im Gehirn, Herz oder in den Nieren, schädigen. Zudem begünstigt er Infekte, Brust- und Darmkrebs sowie Osteoporose.

› Wenn Sie regelmäßig Ihre Müdigkeit mit Süßigkeiten oder koffeinhaltigen Softdrinks bekämpfen und dann ein großes Steak essen, um neue Energie zu gewinnen, wird Ihnen das vermutlich bald »sauer aufstoßen« oder »wie ein Stein im Magen liegen«, falls dort Ihre Schwachstelle liegen sollte. Je mehr Zucker, Fleisch und Zigaretten Sie konsumieren, umso »saurer« wird Ihr Organismus, das heißt, die gesunde Säure-Basen-Balance wird zunehmend gestört.

Nichts ist unabänderlich

Faszinierend ist: Je tiefer die Wissenschaft in die Schaltkreise des Gehirns vorzudringen vermag, umso deutlicher wird, was Konditionierung und seelische Erlebnisse in den vermeintlich rein körperlichen Anlagen des Menschen auslösen, um nicht zu sagen anrichten können. Gene verändern sich unter bestimmten Stressfaktoren, beginnend im Mutterleib. Heute weiß die Wissen-

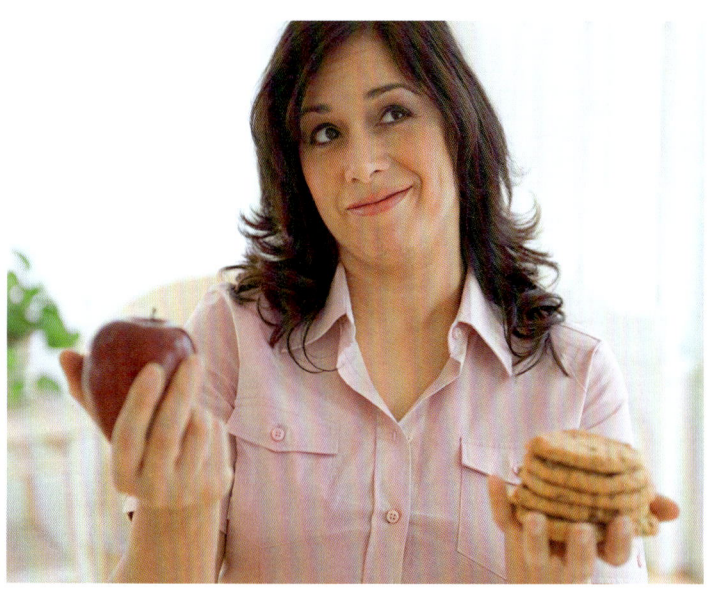

Auch die Ernährung beeinflusst unsere Gesundheit: Setzen Sie auf Vitalstoffe statt auf Süßigkeiten.

schaft: Der Körper »lernt Krankheit«. Jeder negative Einfluss hat eine Auswirkung, die am Ende der Handlungskette unter Umständen die Entwicklung einer Schwachstelle begünstigt. Die gute Nachricht ist, dass der Körper die Krankheit offenbar auch wieder verlernen kann. Homöopathie trägt maßgeblich dazu bei, die gesunden und typgerechten Verhältnisse wiederherzustellen. Sie entscheidet mit darüber, ob die Puzzleteile unserer Existenz weitgehend harmonisch ineinandergreifen – oder ob es an verschiedenen Stellen immer wieder hakt.

Die unselige Schuldfrage

In den Achtzigerjahren begann – angestoßen durch den damaligen Bestseller »Krankheit als Weg« von Thorwald Dethlefsen und Dr. Ruediger Dahlke – eine Diskussion darüber, inwieweit Menschen selbst schuld an ihren Krankheiten und ihren persönlichen Schwachstellen seien.
Diese zweifellos interessante Fragestellung entspricht nicht der ganzheitlichen Denkweise Samuel Hahnemanns (Seite 26). Homöopathie hat ursächlich nichts mit Schicksal, Esoterik oder Karma zu

WAS DIE GROSSEN HEILTRADITIONEN SAGEN
Wie in der Homöopathie wird auch im indischen Ayurveda (ab Seite 118) und in der Traditionellen Chinesischen Medizin (ab Seite 114) der persönliche Lebensstil auf negative körperliche und seelische Einflüsse hin betrachtet. Ohne das Bewusstsein darüber ist eine nachhaltige Veränderung und auch eine Heilung nicht möglich.

tun. Sie sieht den Menschen vielmehr als vollständigen Typ oder Charakter mit bestimmten geistigen, seelischen und körperlichen Eigenschaften. Diese sind untrennbar miteinander verbunden. Alles beeinflusst sich gegenseitig zu allen Zeiten. Die jeweils einzigartige Mischung in einem Menschen, zusammengesetzt aus unzähligen Bausteinen, ergibt einen ganz bestimmten Typus (siehe »Konstitutionelle Behandlung«, Seite 26). Verschieben sich seine Bausteine in ihrer natürlichen Ordnung und sind zum Beispiel Schlaf, Entspannung oder auch Arbeit in seinem Leben über- oder unterrepräsentiert, entwickeln sich Störungen. Der Mensch wird, wenn er seine negativen Stressfaktoren nicht verändert, unter Umständen schließlich krank. Mit einer genau zum Charakter des Patienten passenden Arznei aus Pflanzen-, Tier- oder Mineralreich wird in der Homöopathie ein Heilreiz gesetzt – das Problem minimal verstärkt – damit der Körper seine eigene, genau passende Regulationsantwort auf das kleine oder auch das große Chaos finden kann. Ist die Pflanze deshalb »verantwortlich« für die Störung, weil sie ist, wie sie ist, und auslöst, was sie auslöst? Wohl kaum. Sie verfügt lediglich über bestimmte Informationen. Ausgestattet mit den gleichen Eigenschaften, die den Menschen ursprünglich krank gemacht haben, vermag sie ihn genau damit wieder gesund zu machen. Er findet zu seiner ursprünglichen Balance zurück.

Mittel und Schwachstellen ändern sich

Kennen Sie solche Sätze? »Früher hatte ich Neurodermitis, aber nach der Pubertät war sie auf einmal weg.« Oder: »Ich hatte nie Rückenschmerzen, erst seitdem ich Kinder habe.« Wie wäre es damit: »Seit ich 40 bin, kann ich nach 16 Uhr keinen Kaffee mehr trinken, wenn ich nicht nachts senkrecht im Bett stehen will – das war früher überhaupt kein Thema.«

Die einzige Lebensregel, die sich niemals ändern wird, ist, dass die Dinge sich permanent ändern. Davon sind Schwachstellen nicht ausgenommen. Wenn wir mithilfe der einen zum Beispiel gelernt haben, nicht die Last der ganzen Welt auf den Schultern zu tragen – dabei hilft besonders jungen Müttern in vielen Fällen die Arznei Pulsatilla (Seite 78) –, wartet meist schon die nächste Hürde auf uns.

Wegbereiter für persönliches Wachstum

Genau besehen, erinnern uns Schwachstellen an das, was uns auch unser gesunder Menschenverstand sagt: »Achte auf die Ausgewogenheit deiner Lebensführung!«

Samuel Hahnemann (Seite 26) gab Patienten nicht nur ihre passenden Kügelchen. Er verfasste für sie auch Anweisungen für den Alltag, die von frischer Luft über regelmäßige Bewegung und ausreichenden Schlaf bis hin zur typgerechten Ernährung reichten. Ganzheitlich denken hieß für ihn nicht, mit ein paar Globuli kurzfristig Symptome zu beseitigen. Es bedeutete für ihn vielmehr, einen Weg zu entwickeln, der den Menschen von Grund auf heil macht. Er wollte, dass die Lebensweise so perfekt wie die passende Arznei zu den Bedürfnissen von Körper und Seele passt – ähnlich einem maßgeschneidertes Kleidungsstück. Es sitzt erst dann richtig gut, wenn Sie es nicht mehr spüren, wenn es Ihnen gewissermaßen zur zweiten Haut geworden ist.

EIN IN SICH GESCHLOSSENES SYSTEM

Homöopathie ist wertneutral. Ein Typ ist ihr so lieb wie der andere. Sie verändert nichts, nimmt nichts weg und fügt nichts hinzu. Sie reguliert vielmehr das bereits Vorhandene im Sinne einer bestmöglichen energetischen Balance. Am Ende einer Behandlung steht der gleiche Mensch, in gesunder Form. Was Homöopathie bewirkt, ist, dass wir uns selbst und unseren Platz im Leben wieder besser erkennen und entsprechend handeln können. Schwachstellen und die häufig mit ihnen verbundenen Schmerzen vernebeln schnell den Blick, zumal so viele Ängste und Emotionen mit ihnen verbunden sind. Homöopathie hilft, dass sich dieser Nebel immer wieder lichten kann.

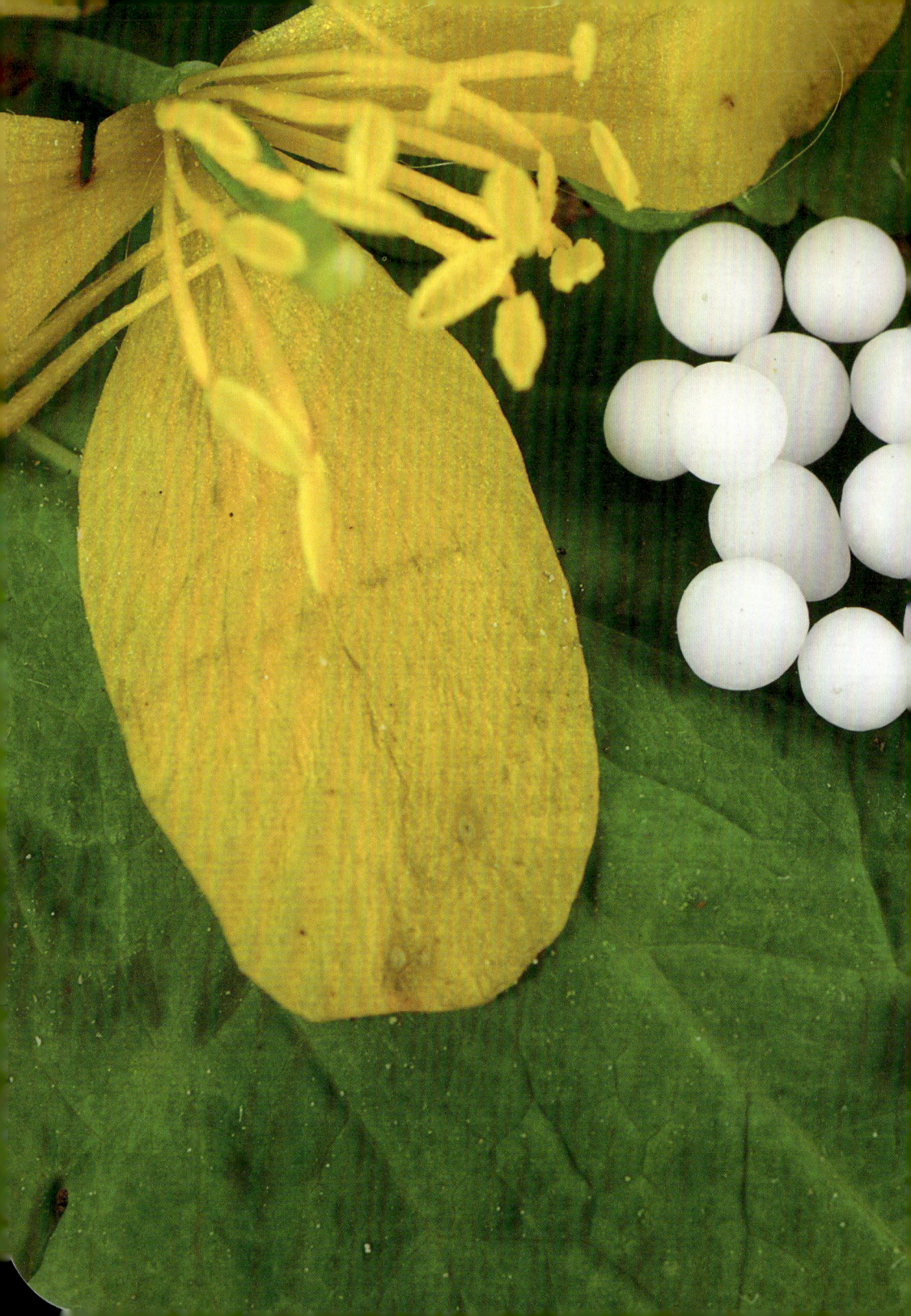

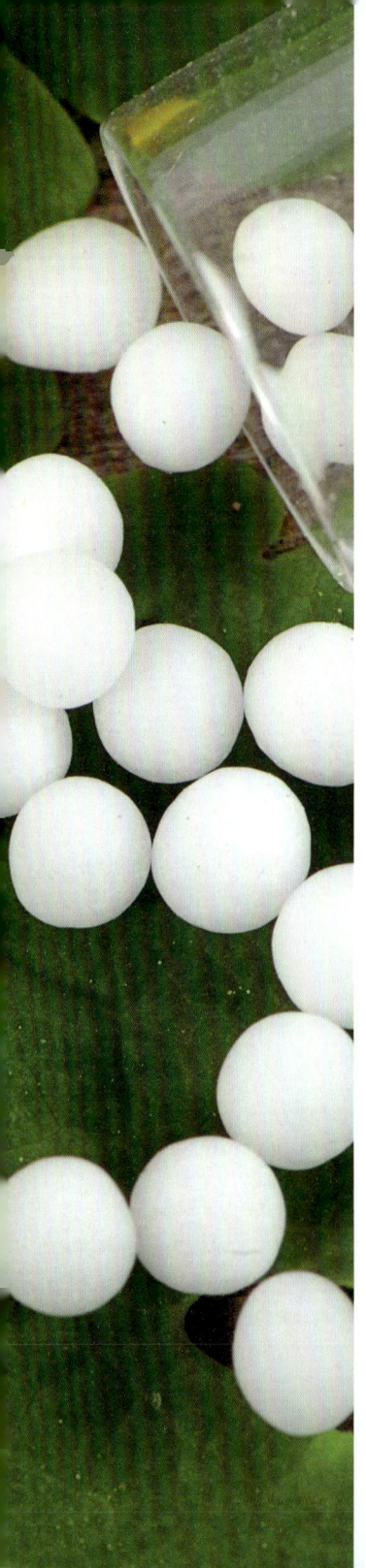

HOMÖOPATHIE – RICHTIG ANGEWENDET

Mithilfe weniger Regeln finden Sie schnell die Arznei, die zu Ihrer Schwachstelle passt. Sie lindert Ihre Symptome und sensibilisiert Sie für die Bedürfnisse von Körper und Seele.

| So hilft die Homöopathie Ihrer Schwachstelle | 24 |

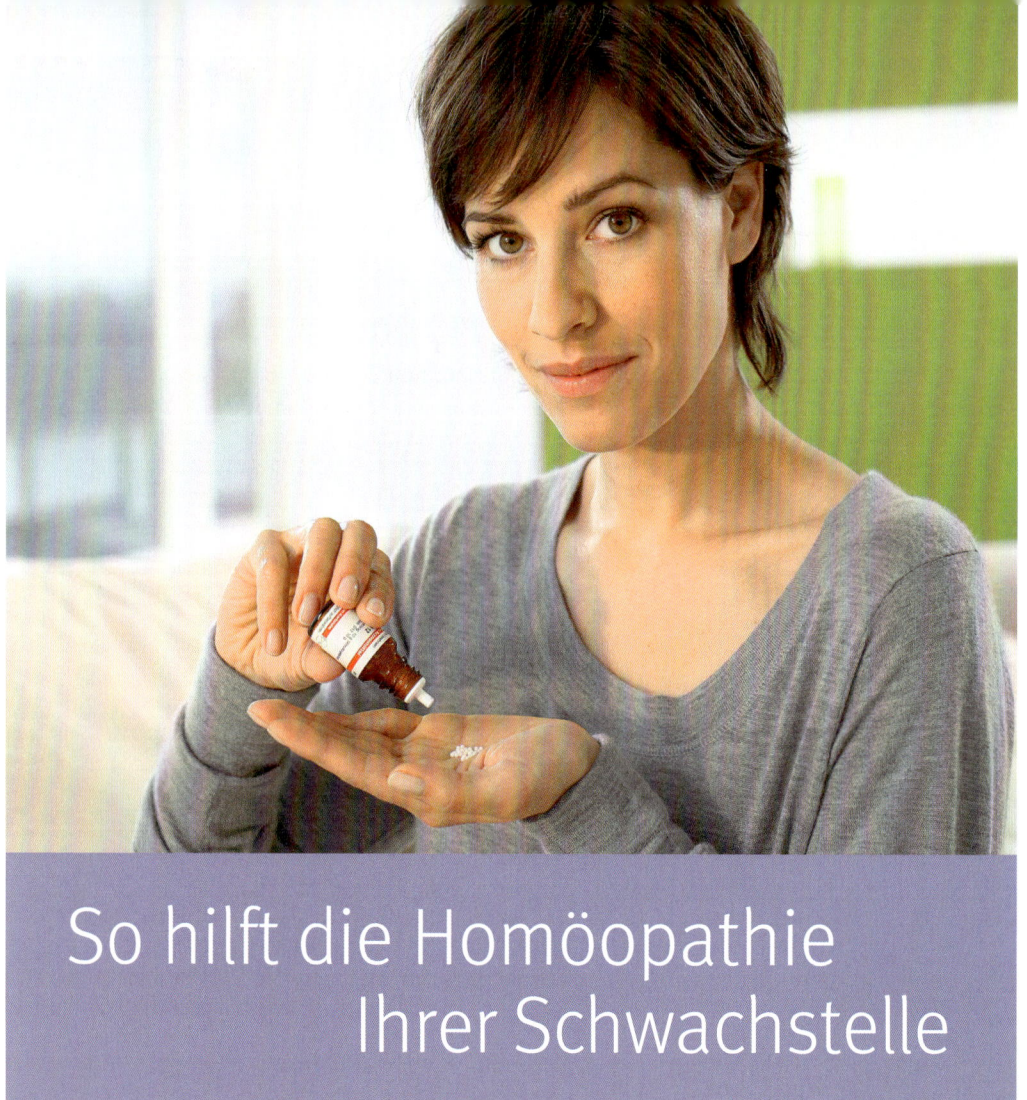

So hilft die Homöopathie Ihrer Schwachstelle

Unser Körper sagt uns, was ihm Kraft gibt – und Kraft raubt. Im Zusammenhang mit unseren Schwachstellen sind seine Hinweise besonders wichtig. Denn sie weisen uns den Weg zum passenden homöopathischen Mittel.

Es gibt viele Gründe, warum die Fangemeinde der Homöopathie beständig wächst: Sie ist sanft, natürlich und so nebenwirkungsarm, dass man sie vom ersten Lebenstag an einsetzen kann. Doch was Hahnemanns Medizin zusätzlich so besonders macht, ist die

Möglichkeit der ganzheitlichen Selbstbehandlung. Die Homöopathie unterscheidet sich darin zum Beispiel von der Akupunktur, die ebenfalls ganzheitlich arbeitet, bei der man jedoch immer auf einen Experten angewiesen ist. Sie grenzt sich auch von der klassischen Medizin ab: Natürlich können Sie selbst eine Kopfschmerztablette nehmen oder eine pflanzliche Arznei, Sie können sogar ein ganzes Arsenal an hochwirksamen Mitteln auffahren. Doch diese Behandlung bezieht weder die Auslöser der Beschwerden noch die Modalitäten ein: Was ist geschehen? Wie fühlen Sie sich? Wodurch verschlechtert sich Ihr Zustand und wodurch werden die Beschwerden besser?

Ein ganzheitliches Behandlungskonzept

So wie unsere »Schwachstellen-Sprache« (ab Seite 9) bereits die Zusammenhänge zwischen körperlichem und seelischem Befinden intuitiv erfasst, vertieft die Homöopathie das Verständnis dafür, dass es keine Krankheit ohne Auslöser gibt. Irgendetwas ist passiert, was die innere Achse verschoben hat. Eine Kettenreaktion kam in Gang, an deren Ende Krankheit entstanden ist. Sie vollzieht sich zunächst unsichtbar. Doch man erkennt sie daran, dass der eine sich bei einer Grippeepidemie sofort ansteckt, während die Viren den anderen unbehelligt lassen. Bei manchen Menschen greifen Helicobacter-pylori-Bakterien, die sehr viele Menschen in sich tragen, die Magenschleimhaut an und lösen ein Magengeschwür aus. Bei anderen reichen die Abwehrkräfte aus, um die Keime während des gesamten Lebens in Schach zu halten.

Was macht den Unterschied? Die Homöopathie denkt in größeren Zusammenhängen. Sie betrachtet den Menschen ganzheitlich, ohne einem Aspekt – weder dem geistigen, dem seelischen noch dem körperlichen – den Vorzug zu geben. Zunächst einmal werden nur Daten gesammelt. Kein Teil muss verschwinden, es wird lediglich alles neu geordnet. Das gilt

WONACH IHR THERAPEUT FRAGEN SOLLTE

In den drei großen ganzheitlichen Heiltraditionen Ayurveda (ab Seite 118), Akupunktur (ab Seite 114) und Homöopathie wird ein guter Therapeut Sie nicht nur nach Ihren körperlichen Symptomen fragen, sondern immer auch nach Ihren Lebensumständen, nach der familiären Situation und nach vergangenen und gegenwärtigen Belastungen.

KONSTITUTIONELLE BEHANDLUNG

Die konstitutionelle Behandlung ist der Königsweg der Homöopathie: Ein erfahrener Homöopath ermittelt aus Ihren vergangenen und aktuellen Symptomen, Ihren Vorlieben und Abneigungen und Ihrer Lebensgeschichte das passende Konstitutionsmittel. Das ist die Arznei, die genau zu Ihrem Konstitutionstyp passt und die Brüche in Ihrer Gesundheit zu heilen vermag.

sowohl wenn Sie einen Homöopathen aufsuchen als auch wenn Sie sich selbst behandeln. Diese Offenheit für alle Aspekte, die weder bewertet noch verurteilt, lässt uns Hahnemanns Heilmethode als besonders sanft empfinden.

Samuel Hahnemanns Lebenswerk

Dr. Christian Friedrich Samuel Hahnemann wurde 1755 als Sohn eines Meißener Porzellanmalers geboren. Bevor er seine Homöopathie entwickelte, war er das, was man heute einen Schulmediziner nennen würde: Mit Aderlass, Brechmitteln, Klistieren und Pülverchen – teilweise sogar sehr giftigen Pülverchen – rückte er seinen damaligen Patienten zu Leibe.

Hahnemann war ein rastlos Suchender: Arzt, Chemiker, Pharmazeut, Wanderer von einem Ort zum anderen. Seine Frau Johanna Leopoldina Henriette Küchler und die elf gemeinsamen Kinder führten aufgrund von mehr als 20 Ortswechseln quasi ein Leben in der Umzugskiste. Als Hahnemann um die 40 war (heute würde man sagen: in der Midlife-Crisis), hatte er die Nase voll: Die Medizin, wie man sie damals verstand, war ihm einerseits zu rabiat, andererseits zu ineffektiv. Er wollte sie nicht länger praktizieren. Stattdessen widmete er sich verstärkt seiner Tätigkeit als Übersetzer wissenschaftlicher Bücher. Das sollte sich als eine Entscheidung mit nachhaltigen Folgen erweisen.

Eine bahnbrechende Entdeckung

Eine Übersetzung für den schottischen Arzt Prof. Dr. William Cullen – Hahnemann sprach fünf Sprachen – brachte den leidenschaftlichen Forscher 1789 auf die Spur der Chinarinde. Cullens Erklärung für die Wirkung dieser Arznei gegen Malaria fand Hahnemann unbefriedigend. Cullen nahm an, dass die Chinarinde über die Stärkung des Verdauungssystems die Krankheit zu heilen vermöge. Daran glaubte Hahnemann nicht.

Und so kam es zu dem Versuch, in dessen Verlauf der zweifelnde Arzt immer wieder winzige Mengen des Chinarinden-Pulvers einnahm und feststellte, dass es bei ihm ähnlich fiebrige Symptome auslöste, wie sie auch die Malaria-Krankheit begleiten. Das Fieber verschwand, nachdem Hahnemann die Arznei absetzte. Sollte das möglicherweise die Lösung sein? Dass die Rinde, die bei ihm, dem Gesunden, Fieber auslöste, die Wechselfieber der Malaria vertreiben konnte? Die Faszination darüber ließ ihn nicht mehr los.

In den folgenden Jahren testete Hahnemann nicht nur Chinarinde, sondern auch stark verdünntes Belladonna (Tollkirsche) und sogar das in reiner Form hochgiftige Arsen. Bei jedem Versuch notierte er sorgfältig die auftretenden Symptome. Auf der Grundlage seiner Ergebnisse formulierte er schließlich seinen Leitgedanken: dass eine Arznei, die an einem Gesunden bestimmte Symptome auslöst, in der Lage sein müsse, einen Kranken zu heilen, der an ähnlichen Symptomen leidet.

Kompromissloser Kämpfer

Der streitbare Doktor, dessen Homöopathie sich noch zu seinen Lebzeiten wie ein Lauffeuer um die Welt verbreitete, war alles andere als ein sanftmütiger Charakter. Nachdem er erst einmal die Fährte der ungeheuren Möglichkeiten seiner Heilmethode aufgenommen hatte, vertrat Samuel Hahnemann seine Theorien mit äußerster Vehemenz: »Macht es nach, aber macht es genau nach!« befahl er seinen Schülern und den Apothekern, die homöopathische Arzneien nach seinen Vorgaben anfertigten. Wer nicht für ihn war, war gegen ihn.

Mit seinem Jähzorn und seiner geradezu legendären Kompromisslosigkeit schuf Hahnemann sich zu seiner rapide wachsenden Anhängerschaft eine stattliche Anzahl von Feinden, auch unter Kollegen – bis heute. Doch nichts und niemand konnte ihn aufhalten. Er war sich seiner Entdeckung so sicher, dass er zu Beginn des 19. Jahrhunderts mit seinem Lehrwerk, das unter der Bezeichnung Organon bekannt wurde, die Welt der Medizin für immer veränderte.

TIPP
Nehmen Sie Ihre homöopathische Arznei möglichst getrennt von anderen Medikamenten ein, um ein besseres Gefühl für die Wirkung zu bekommen.

Die drei Grundprinzipien der Homöopathie

Bis zum heutigen Tag ruht die homöopathische Lehre auf den folgenden drei Säulen, die Samuel Hahnemann für die medizinische Nachwelt entwickelt hat.

Die Ähnlichkeitsregel

Als Erstes gilt die Ähnlichkeitsregel, der Hahnemann durch seine Versuche mit Chinarinde auf die Spur gekommen war: Similia similibus curentur. Dieser Satz, der aus dem Lateinischen stammt, bedeutet: »Ähnliches soll durch Ähnliches geheilt werden.« Aus dieser Erkenntnis leitet sich auch der vom Ursprung her griechische Name seiner Heilmethode ab. Homoios bedeutet »ähnlich« und pathos bedeutet »Leiden«: Homöopathie.

Die Arzneimittelprüfung

Das zweite Prinzip ist die Arzneimittelprüfung. Hahnemann testete seine zunächst nur verdünnten Arzneien nicht nur an sich selbst, sondern auch an vielen anderen Menschen – unter anderem an seinen Kindern, an Freunden und an den Schülern seiner Methode. Seine Absicht war, ein möglichst genaues Bild von den Symptomen zu gewinnen, die nach der Einnahme einer bestimmten Substanz bei den gesunden Probanden auftraten. Die Probanden notierten alle Erscheinungen, die sie an sich beobachteten;

DAS RICHTIGE MITTEL – BEISPIEL HARMONIEBEDÜRFNIS

Bei der Auswahl Ihrer homöopathischen Arznei wählen Sie die, in der Sie sich beziehungsweise Ihr Verhalten am besten wiedererkennen. Wenn beispielsweise Ihr Bedürfnis nach Harmonie schon durch kleine Störungen erschüttert wird, kommen drei Arzneien in Frage:

› **Pulsatilla** (Seite 78), wenn familiäre Konflikte tränenreiche Ausbrüche erzeugen.

› **Staphisagria** (Seite 46), wenn Sie dazu neigen, sich unerträgliche Zustände immer wieder »schönzureden«, um sich nicht damit auseinandersetzen zu müssen.

› **Phosphorus** (Seite 52), wenn Sie so viel Mitgefühl mit anderen haben, dass Sie die Krankheit bekommen, an der ein anderer Mensch leidet.

manche waren gravierend, andere nur leicht. Alle Erscheinungen wurden nach Ort der Beschwerden und Schweregrad geordnet. So entstand das, was man noch heute in der Homöopathie als Arzneimittelbild bezeichnet. Sie sind wie Portraits sämtlicher Eigenschaften der jeweiligen Ursubstanz aus Pflanzen-, Tier- oder Mineralreich. Ihr einzigartiger Charakter soll sich bei der Behandlung einer Krankheit oder auch Schwachstelle mit dem (seelischen und körperlichen) Charakter des Patienten so weit wie möglich decken.

Arzneimittelprüfungen werden noch heute von Homöopathen durchgeführt. Bislang wurden etwa 2000 Substanzen in unterschiedlichen Potenzierungen getestet.

Die Potenzierung

Die dritte Säule der Homöopathie ist die Potenzierung – und damit das, was Hahnemanns Methode am deutlichsten von allen anderen Heilansätzen unterscheidet. Dazu wird zunächst für eine sogenannte D-Potenz (Dezimal-Potenz) ein Teil einer Ursubstanz, zum Beispiel Chamomilla, im Verhältnis 1:10 mit einem Wasser-Alkohol-Gemisch verdünnt. Anschließend wird die Mischung zehnmal auf ein Lederkissen geklopft (verschüttelt), um sie zu dynamisieren. Die Information der Ursubstanz geht dadurch auf die Trägersubstanz über. Um eine D2-Potenz zu gewinnen, nimmt man einen Teil der D1, verdünnt diesen wieder im Verhältnis 1:10 mit dem Wasser-Alkohol-Gemisch und verschüttelt das Ganze erneut zehnmal. So kann der Potenzierungsprozess immer weiter fortgesetzt werden.

Um eine C-Potenz (Centesimal-Potenz) zu gewinnen, ist das Verhältnis von Ursubstanz zu Trägersubstanz nicht 1:10, sondern 1:100; bei einer LM-Potenz 1:50 000.

Entscheidend in der Homöopathie ist bis heute, dass der ursprüngliche Wirkstoff nicht nur verdünnt, sondern auch verschüttelt wird, um

ERSTAUNLICHE ENTDECKUNG

Um seine Patienten so gut wie möglich vor Nebenwirkungen zu schützen, verdünnte Hahnemann die Ausgangsstoffe immer weiter. Seine revolutionäre Entdeckung: Die Arzneien wirkten umso tiefgreifender, je weiter er sie verdünnte und anschließend verschüttelte. Diese an sich paradoxe Gegebenheit, die so ganz und gar im Widerspruch zu der Auffassung »Viel hilft viel« stand, entwickelte er zu seinem ganz eigenen System: der Potenzierung.

das Heilpotenzial zu aktivieren. So bleibt die Energie beziehungsweise Information der Ursubstanz erhalten, selbst wenn man mit unseren heutigen Messmethoden ab einer bestimmten Verdünnung (D23) kein Molekül von dieser mehr nachweisen kann. Die Arznei ist, traut man der 200-jährigen Erfahrung quer durch alle Kulturen, Altersklassen und sozialen Schichten, in der Lage, einen Heilreiz zu initiieren. Davon ging auch Hahnemann aufgrund seiner Therapieerfolge aus.

Wie Sie das passende Mittel für Ihre Schwachstelle finden

KOPFSCHMERZEN
Das Gefühl, als würde ein Nagel in den Kopf getrieben, wird bei der Arznei Nux vomica (Seite 64) beschrieben. Natrium muriaticum (Seite 40) brauchen Sie hingegen, wenn Sie das Gefühl haben, als sei Ihr Kopf in einen Schraubstock gespannt.

In der homöopathischen Praxis – auch bei der Selbstmedikation – geht es um Erfahrungsheilkunde, die auf genauer Beobachtung basiert. Mit ihrer Hilfe finden Sie schnell zu der Arznei, die möglichst am besten zu Ihren Symptomen passt. Was geschehen ist und gerade geschieht, steht Ihnen dabei direkt vor Augen.

› Sie orientieren sich zunächst an dem, was Ihre Beschwerden ausgelöst hat: zum Beispiel Ärger, Kummer, nasse Haare und kalter Wind oder verdorbene Speisen.
› Ihr Körper und Ihre Seele wissen, wodurch es Ihnen besser oder schlechter geht: zum Beispiel durch Reden oder Schweigen, durch Eis oder warmes Essen, frische Luft oder feste Massagen. Das nennt man in der Homöopathie Modalitäten.
› Der Ort Ihrer Beschwerden oder Ihrer Schwachstelle, zum Beispiel Rücken oder Blase, Bauch oder Kopf, zusammen mit dem zuvor genannten Auslöser und den Modalitäten, führt Sie dann sicher zur passenden Arznei.

Die Homöopathie »kennt« Ihr Problem und weiß in den meisten Fällen, mithilfe welcher Arznei Sie Ihrer Schwachstelle Stärke einhauchen können. Sie benutzt sogar vielfach das gleiche Vokabular, wie Sie im folgenden Kapitel (ab Seite 38) sehen werden. Anhand dieses oder eines anderen homöopathischen Ratgebers (siehe Buchtipps Seite 122) können Sie das zu Ihrem Befinden passende Mittel auswählen. Manche der hilfreichen Wirkstoffe kennen Sie aus dem täglichen Leben. Andere lernen Sie in diesem Ratgeber kennen. Bekannt sind Ihnen vielleicht diese:

- Apis, das homöopathisch potenzierte Bienengift, ist die wichtigste Arznei gegen Wespenstiche und Zustände, bei denen ähnlich stechende Schwellungen mit Ödemen (Einlagerung von Flüssigkeit) auftreten, wie sie auch ein solcher Insektenstich auslösen würde.
- Belladonna-Tropfen, gewonnen aus der Tollkirsche, träufelten sich in früheren Zeiten Damen der Gesellschaft in die Augen, um die Pupillen zu erweitern und die Augen geheimnisvoll und dunkel aussehen zu lassen. In der Homöopathie wird die Arznei unter anderem bei Symptomen eingesetzt, wie sie damals nach der Anwendung der Tropfen auftraten: weite Pupillen und rote Wangen sowie hohes, akut einsetzendes Fieber.

DREI MITTEL BEI ÜBERANSTRENGUNG
- **Aconitum** (Seite 58) hilft der Seele bei Überanstrengung durch Schock, Schreck, Unfall oder Infekt, ausgelöst durch Kälte und eisigen Wind.
- **Rhus toxicodendron** (Seite 80) hilft dem Rücken bei Überanstrengung durch Überheben, feuchte Nässe und Verkühlung.
- **Nux vomica** (Seite 64) hilft dem Magen bei Überanstrengung durch Stress, zu viel fettes Essen, Alkohol, Zigaretten oder sonstige Stimulanzien.

Beachten Sie die Auswahlkriterien

Je genauer die Symptome Ihrer Schwachstelle der gewählten Arznei entsprechen, umso schneller werden Sie Linderung verspüren. Viele der Arzneien, die wir im folgenden Kapitel vorstellen – zum Beispiel Nux vomica (Seite 64), Natrium muriaticum (Seite 40) oder Bryonia (Seite 75) – decken ein breites Wirkspektrum ab. Sie haben sich bei bestimmten Beschwerden wie einem überreizten Magen, Kopfschmerz oder Gelenkproblemen bewährt. Schauen Sie bei den Arzneimittelbeschreibungen (ab Seite 38) dennoch immer wieder genau hin, ob die drei Auswahlkriterien Ort, Auslöser und Modalitäten tatsächlich Ihr Befinden widerspiegeln. Die drei sollten passen, damit Ihre Globuli schnell wirken.

Beispiel: Allium cepa

Das Beispiel der Küchenzwiebel veranschaulicht, was »Passgenauigkeit« bedeutet. Dem Menschen, dem die Küchenzwiebel helfen kann, fließt buchstäblich Rotz aus der Nase und Wasser aus den Augen. Wer je Zwiebeln geschnitten hat, der weiß, dass kein Trick wirklich hilft, die Flut einzudämmen. Die Nase ist nicht nur voll, sie läuft über. Genau bei diesem Zustand hilft die homöopathische Arznei, die aus der Küchenzwiebel gewonnen wird: Allium cepa.

> Die Symptome des Patienten sind entsprechend: reichlich wässrige und extrem scharfe Absonderung aus der Nase, das Gefühl eines Klumpens an der Nasenwurzel; Heuschnupfen; Fließschnupfen mit Kopfschmerz, Husten und Heiserkeit; scharfe Nasenabsonderung mit Kehlkopfsymptomen; Erkältung bei nasskaltem Wetter; Brennen in Nase und Hals. Hinzu kommen als weitere wichtige Einsatzgebiete: Brennen der Augen mit mildem Tränenfluss; Empfindlichkeit gegen Licht. Unter Umständen zeigen sich auch folgende Symptome: Reizhusten beim Einatmen kalter Luft; Empfindung, als wäre der Kehlkopf gespalten; Druck auf der Brust, der das Atmen erschwert.

> Die Modalitäten (wodurch es besser oder schlechter wird) sind Verschlechterung der Symptome am Abend und im warmen Zimmer, Besserung im Freien und im kalten Zimmer.

TIPP
Wenn Sie jedes Jahr an Heuschnupfen leiden, kann eine konstitutionelle Behandlung bei einem Homöopathen Ihre Beschwerden nachhaltig verbessern. Akutmittel helfen hier nur vorübergehend.

Wie Sie homöopathische Mittel anwenden

Die Wirkung einer homöopathischen Arznei hängt nicht davon ab, wie viele Kügelchen Sie auf einmal nehmen – ob es statt 5 vielleicht 10 oder sogar 20 sind –, sondern davon, wie oft Sie diese sogenannte Gabe wiederholen.

Gabe

Unter einer Gabe versteht man bei Erwachsenen 5 Globuli, 5 Tropfen oder 1 Tablette. Bei Kindern reduziert sich die Menge auf 3 Globuli, 3 Tropfen beziehungsweise eine halbe Tablette.

Darreichungsformen

Drei gleich wirksame Darreichungsformen sind verfügbar.
> Globuli auf Rohrzuckerbasis sind für alle Menschen geeignet, auch für Säuglinge und Allergiker.
> Tropfen (Dilution) auf Alkohol-Wasser-Basis sind für Erwachsene (jedoch nicht für alkoholkranke Menschen) geeignet. Für Kinder werden die Tropfen in 0,1 Liter Wasser aufgelöst.

> Tabletten auf Milchzuckerbasis eignen sich für Erwachsene und Kinder, enthalten jedoch geringfügige Mengen von Gluten und Laktose. Bei Unverträglichkeiten sollten Sie daher besser auf Globuli ausweichen.

Potenz

Für die Selbstbehandlung sind besonders die Potenzen von D3 oder C3 bis D12 beziehungsweise C12 geeignet. C-Potenzen wirken aufgrund der größeren Verdünnung etwas stärker als D-Potenzen. Bitte wenden Sie keine höheren Potenzen als D30 oder C30 auf eigene Faust an, wenn Sie noch keine ausreichende Erfahrung mit Homöopathie haben. Halten Sie im Zweifel immer Rücksprache mit einem Experten. Selbst eine D30 oder C30 wirkt unter Umständen mehrere Wochen – was Ihnen nicht weiterhilft, wenn es nicht die genau passende Arznei ist. Unter Umständen haben Sie dann zu Ihren eigenen Beschwerden auch noch die Erstreaktion (Seite 35) auf ein Mittel.

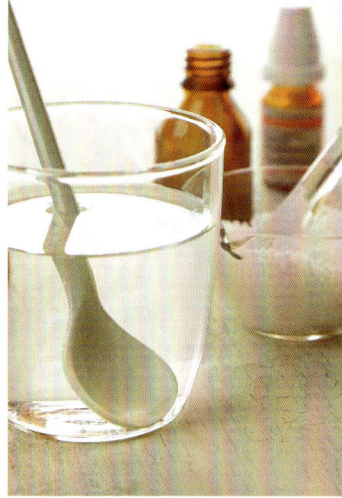

Im Gegensatz zu Tropfen und Tabletten eignen sich Globuli für alle Patienten.

Dosierung

> Bei hochakuten Zuständen nehmen Sie alle 10 bis 30 Minuten eine Gabe Ihres Mittels in der Potenz D12 oder C12, jedoch nicht öfter als zehnmal hintereinander. Schock, Unfall, Verletzung, Hexenschuss, starke Krämpfe oder ein mit heftigen Beschwerden einsetzender Infekt sind zum Beispiel ein solches hochakutes Ereignis.
> Sind die Symptome akut, aber nicht ganz so dramatisch, nehmen Sie die gleiche Gabe in gleicher Potenz alle ein bis zwei Stunden.
> Wenn sich die Beschwerden bessern, verdoppeln Sie die Zeitabstände bei der Einnahme.
> Wenn Symptome gerade erst auftreten oder allmählich abklingen, reicht eine Einnahme der gleichen Potenz zwei- bis dreimal täglich, bis Ihre Beschwerden völlig verschwunden sind.
> Bei nur allzu vertrauten Schwachstellen weiß man gewöhnlich sofort, wenn etwas »im Anflug« ist. Beginnen Sie in diesem Fall gleich mit der Einnahme der passenden Arznei in einer D12 oder C12.

SELBSTBEHANDLUNG
Im folgenden Kapitel stellen wir Ihnen die wichtigsten Schwachstellen von Kopf bis Fuß vor. Sie erfahren alles Wesentliche über die jeweiligen seelischen Hintergründe und lernen im Anschluss die drei wichtigsten Mittel zu jeder Schwachstelle kennen. Ergänzungsmittel runden die Selbstbehandlung ab.

HÄUFIGE FRAGEN, WICHTIGE ANTWORTEN

Ist eine Schwachstelle das Gleiche wie eine chronische Erkrankung?

Nein, nicht zwangsläufig. Sie ist lediglich der Teil Ihres Körpers, der sich zuerst meldet, wenn Sie sich übernommen haben (mehr dazu ab Seite 9), also eine Art Frühwarnsystem.

Kann eine Schwachstelle auch aufgrund eines psychischen Traumas entstehen?

Ja, das ist ohne Weiteres möglich. Körper und Seele sind untrennbar miteinander verbunden. Wenn ein Kind zum Beispiel öfter demütigende und grenzüberschreitende Situationen erlebt und etwas Vergleichbares später im Erwachsenenleben geschieht, bekommt dieser Mensch unter Umständen immer wieder Blasenentzündungen – die Blase wird zur Schwachstelle, die signalisiert: Hier geschieht etwas, das für mich nicht in Ordnung ist. Beides, die Demütigung und Grenzüberschreitung sowie die Blasenentzündung, gehören zum Arzneimittelbild von Staphisagria, das besonders bei Frauen häufig zu finden ist.

Soll ich bei den ersten Signalen meiner Schwachstelle mit der homöopathischen Anwendung beginnen?

Eine Schwachstelle zeigt an, dass Sie so schnell wie möglich etwas unternehmen sollten, damit aus »Schwächeln« keine Krankheit und daraus womöglich sogar eine Dauerkrankheit wird. Homöopathie stößt umgehend die Eigenregulation an, wenn das Mittel gut passt. Insofern ist es empfehlenswert, die Arznei für Ihre Schwachstelle für alle Fälle immer bei sich zu tragen.

Was tue ich, wenn ich gleich mehrere Schwachstellen habe?

Das kommt gar nicht so selten vor, besonders wenn die Belastung groß ist. Dann sind Sie vielleicht anfällig für Infekte und leiden gleichzeitig oder auch abwechselnd an Rückenschmerzen. Oft ist es jedoch so, dass das, was wie zwei Schwachstellen aussieht, in Wirklichkeit eine Symptomatik ist, die zu einem einzigen Mittel passt. In jedem Fall geht man bei der Selbstbehandlung im Akutfall immer nach dem Symptom, das vordergründig und am meisten offensichtlich ist. Achten Sie dabei auch auf Ihre Sprache: Wie beschreiben Sie Ihre Überlastung? Das kann Sie auf den richtigen Weg bringen.

Woran merke ich, dass eine homöopathische Arznei wirkt?

Sie merken den Effekt als Erstes in Ihrem Allgemeinbefinden. Sie fühlen sich leichter, klarer, heiterer, weniger »dicht«. Erst danach verschwinden die körperlichen Symptome (mehr dazu auf Seite 28). Wenn die körperlichen Symptome sich zu bessern scheinen, Ihre seelischen sich aber verschlechtern, passt das Mittel nicht! Suchen

Sie in einem solchen Fall lieber einen Experten auf.

Kann es sein, dass durch die Arznei alles noch schlimmer wird?

Wenn sie gut passt, nicht. Es wird eventuell eine Erstreaktion auftreten, das heißt, Ihre Symptome werden durch das passende Mittel minimal verstärkt. Das ist der Sinn der Homöopathie, um die Eigenregulation anzuregen und einen Heilreiz auszulösen. Gerade deshalb ist Homöopathie so gut für Schwachstellen geeignet. Schlechter kann es unter Umständen werden, wenn Sie nicht passende Arzneien in höheren Potenzen nehmen – vielleicht sogar mehrere gleichzeitig, um einen »Treffer« zu landen. Wie bei einer Arzneimittelprüfung machen Sie dann eventuell gleich mehrere Erstreaktionen durch. Fragen Sie im Zweifelsfall, wenn Ihr ausgewähltes Mittel nicht wirkt, besser einen erfahrenen Homöopathen.

Muss ich bei der Einnahme bestimmte Regeln beachten?

Ja. Nehmen Sie Ihre Arznei eine halbe Stunde vor oder nach dem Essen. Vermeiden Sie starke ätherische Öle wie Pfefferminze oder Kampfer, aber auch Kamille. Geteilt sind die Meinungen über die störende Wirkung von Koffein (in Kaffee, Tee, Cola). Nehmen Sie diese jedenfalls nicht zeitgleich mit Ihrem Mittel.

Wie bewahre ich meine homöopathischen Arzneien auf?

Bei Zimmertemperatur, am besten dunkel im Originalfläschchen. Halten Sie Ihre Arzneien von eingeschalteten Mobiltelefonen fern. Strahlung und Durchleuchtung zerstören die Wirkung der Arznei.

Was tue ich, wenn meine Schwachstelle bereits zum Dauerzustand geworden ist?

Dann spricht man von einer chronischen Erkrankung – und die sollten Sie bei einem erfahrenen Homöopathen konstitutionell behandeln lassen (Seite 26). Hierbei wird eine ausführliche Anamnese (Fallgeschichte), beginnend in der Kindheit, angefertigt, um die Störung wirklich bei der Wurzel zu packen. Dazu ist Erfahrung nötig!

Gibt es Studien zur Homöopathie?

Ja. Die Wirksamkeit wurde und wird in großen, teils universitären Untersuchungen erforscht, auch zu Krankheitsbildern wie Migräne, Neurodermitis oder Asthma, bei denen andere Methoden keinen Erfolg zeigten. Mit überzeugenden Ergebnissen!

Gibt es Grenzen der Behandlung?

Ja, wenn der Körper nicht mehr zur Eigenregulation fähig ist, wie zum Beispiel bei schwerem Diabetes, Multipler Sklerose oder einer Tumorerkrankung. Doch selbst dann kann Homöopathie noch zur Linderung von Beschwerden und Nebenwirkungen beitragen.

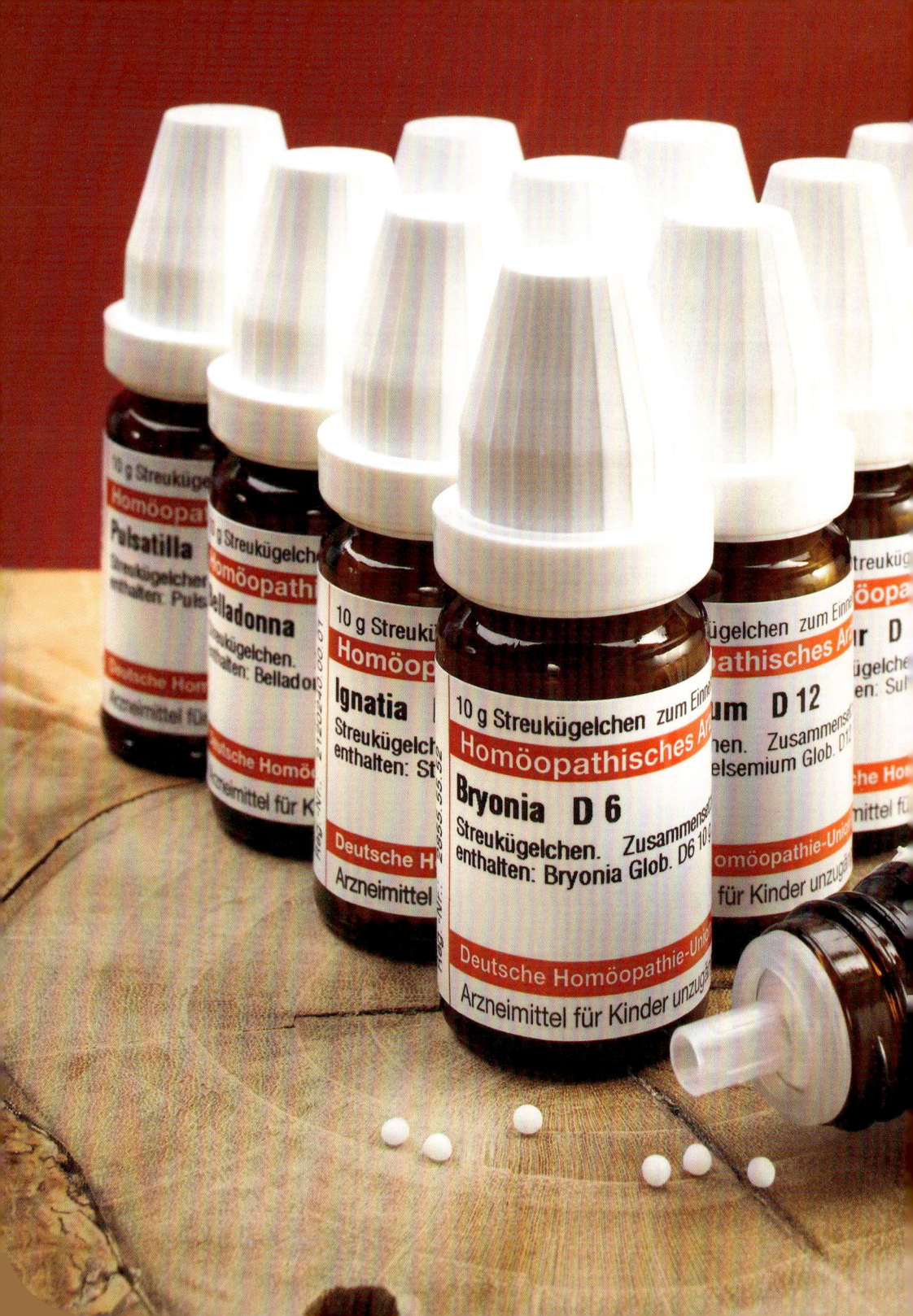

WICHTIGE MITTEL FÜR ZWÖLF SCHWACHSTELLEN

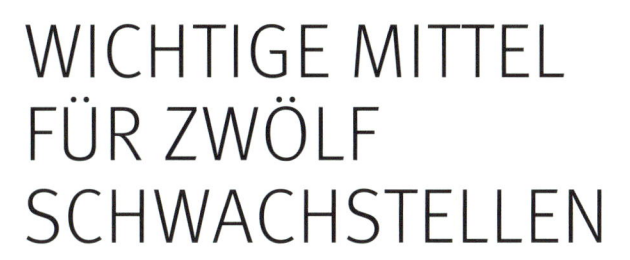

Wenn Sie die Zusammenhänge zwischen seelischem und körperlichem Befinden verstehen, halten Sie den Schlüssel zur ganzheitlichen Heilung in der Hand.

Kopf	38
Hals, Nase, Ohren	44
Lunge und Bronchien	50
Herz und Kreislauf	56
Magen und Darm	62
Galle und Leber	70
Rücken	76
Gelenke	82
Blase und Nieren	88
Nerven	94
Haut	100
Schlaf	106

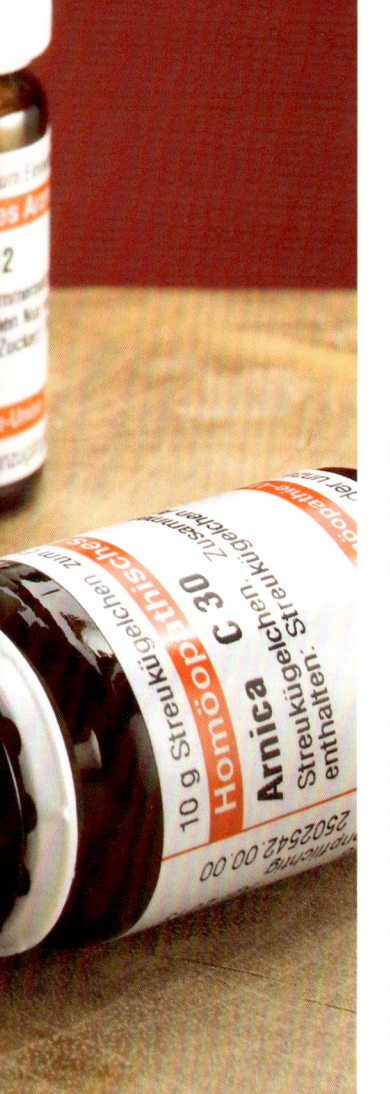

Kopf: Das sprichwörtliche Kopfzerbrechen

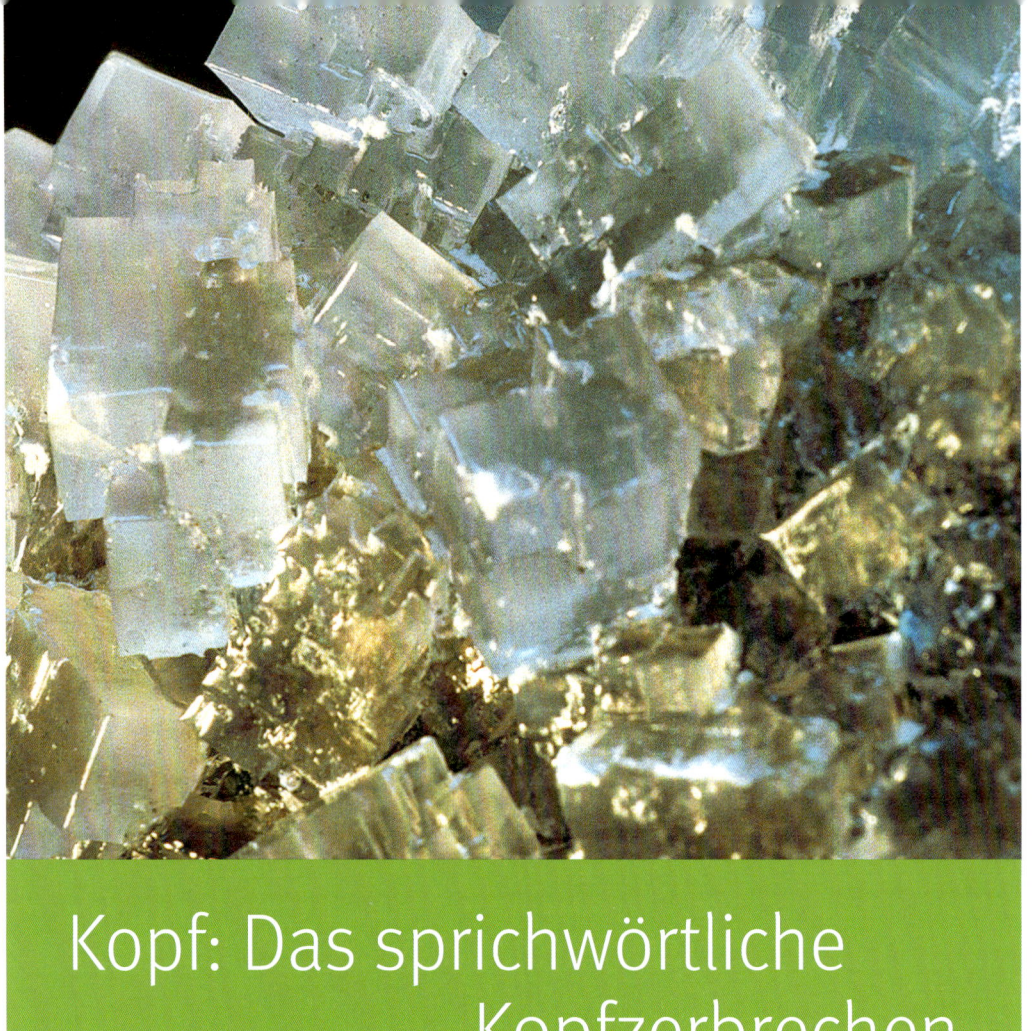

Der Kopf: die Steuerzentrale für alle Sinne und Funktionen, ein Hochleistungsrechner für Milliarden von Impulsen – pro Sekunde. Mindestens 100 Milliarden Nervenimpulse legen, je nach Typ, bis zu 100 Meter pro Sekunde zurück, um Nachrichten zu verbreiten. Doch dieses Wunder hat Tücken: Kopfschmerzen zählen zu den häufigsten Volkskrankheiten. 70 Prozent der Deutschen haben sie bereits kennengelernt. Experten ganzheitlicher Medizin sagen, dass ambitionierte Menschen überproportional häufig von der schlimmsten Form betroffen sind: Migräne. Menschen, deren Leistungsprofil und Engagement aus dem Rahmen fällt. Marx, Nietzsche, Freud, Einstein: Migräne ist offenbar eine Krankheit der großen Denker mit starkem Hang zum Perfektionismus.

Doch auch Menschen, die an Spannungskopfschmerz leiden, verlangen viel – offenbar zu viel – von sich. Die Fähigkeit, freiwillig Pause zu machen, zählt nicht zu ihren Stärken. Es sei denn, ihr Kopf zwingt sie dazu, ihrem Bedürfnis nach Ruhe nachzugeben.

Drei homöopathische Mittel spielen hier eine besondere Rolle:

> Wenn Leistung und Einsatz dazu dienen, uns das Gefühl von Nützlichkeit und Zugehörigkeit zu vermitteln, so trifft dieses seelische Profil ganz besonders auf die homöopathische Arznei Natrium muriaticum (Seite 40) zu.
> Dieser Zwiespalt hat noch weitere Gesichter. Die Kopfschmerzen des Gelsemium-Typs (Seite 42) sind oft die Folge von großer Erwartungsangst: Er leidet unter starkem Lampenfieber bis hin zum Blackout, besonders vor Prüfungen, aber auch vor einem Rendezvous.
> Der Belladonna-Typ (Seite 43) reagiert auf Verunsicherung noch ganz anders: Durch sein feuriges, zorniges Temperament sieht er rot, wenn seine innere Fantasiewelt gestört wird. Die Folge: klopfende, berstende Kopfschmerzen. In der chinesischen Medizin wird eine derart zornige Gemütslage als Überschuss an Leberenergie beschrieben (Näheres auf Seite 117).

Es ist nicht leicht, aus einem solchen Teufelskreis auszusteigen. Doch Studien zeigen: Das Erste, was ein Kopfschmerzpatient lernen muss, ist, einen sanfteren, individuellen Rhythmus für sich zu entwickeln. Dazu gehören regelmäßige Mahlzeiten, Schlafens- beziehungsweise Ruhezeiten und die Seele aufbauende Erholungszeiten.

Die Homöopathie ist ein wichtiger Baustein, um (wieder) den Kontakt zu den eigenen Bedürfnissen aufzunehmen.

KOPFSCHMERZARTEN

50 Millionen Deutsche sind von Kopfschmerzen betroffen. Die häufigsten der rund 200 bekannten Kopfschmerzarten sind Spannungskopfschmerzen (54 Prozent), gefolgt von Migräne, an der acht Millionen Deutsche leiden. Hinzu kommen mindestens eine Million Menschen, die beim Entzug der Medikamente Kopfschmerzen bekommen, die eigentlich gegen die Beschwerden helfen sollten.

NATRIUM MURIATICUM – ein Gefühl wie tausend Hämmerchen

Kummer, Demütigungen und jede Form von Seelenschmerz: Das sind Auslöser für Ihre Beschwerden, wenn Sie die Arznei Natrium muriaticum (Foto Seite 38) brauchen. Sehr häufig resultiert dieser Schmerz daraus, dass Sie sich äußerste Mühe geben bei allem, was Sie tun, und immer hilfsbereit sind – was andere jedoch nur allzu leicht ausnutzen. Und es tut Ihnen buchstäblich weh, dass diese Mühe nur selten angemessen gewürdigt wird. Ihr Kopfweh ist dauerhaft, auch migräneartig, und fühlt sich an, als würden lauter kleine Hämmerchen auf das Gehirn schlagen. Alle Eindrücke wirken tief. Kränkungen können Sie nie vergessen.

Einsamkeit und Isolation sind weitere typische Merkmale von Natrium-muriaticum-Menschen. Sie fürchten sich vor emotionalen Verletzungen und versuchen deshalb, anderen perfekt zu dienen, ohne dabei etwas für sich selbst zu beanspruchen. Wirklich öffnen, wenn überhaupt, mögen sie sich nur unter vier Augen, wobei Trost ihre Beschwerden immer verschlimmert. Typisch ist, dass sie nicht nein sagen können. Dadurch sammelt sich immer mehr Groll und »seelischer Müll« an, bis sich der innere Überdruck in einem völlig überraschenden und scheinbar unmotivierten Wutanfall entlädt. Und noch ein Aspekt kommt in dieser ausgeprägten Form nur bei Natrium muriaticum vor: die Unfähigkeit, den Verlust eines geliebten Menschen zu verwinden – sei es durch Verlassenwerden, Trennung, Scheidung oder Tod. Mit seiner starken Neigung zu Schuldgefühlen zermartert sich dieser Typ das Gehirn, ob er nicht irgendetwas hätte tun können, um den Verlust zu verhindern. Und nachdem er alles gegeben, oft auch auf alles verzichtet hat, empfindet er sich nun als Opfer des Schicksals. Dumpf kreisen die immer gleichen Gedanken in seinem Kopf, und es ist einfach unmöglich, sie loszulassen.

Bei Frauen zeigt sich der Kopfschmerz oft schon im Schulalter. Sie wirken dann nervös, entmutigt und in sich zusammengebrochen. Der Schmerz tritt klassischerweise nach der Regelblutung auf und wenn er chronisch wird, ist er halbseitig, zusammenschnürend und oft mit Übelkeit und Erbrechen verbunden.

KENNZEICHEN: STILLE TRÄNEN
Wenn Sie nicht möchten, dass jemand Zeuge Ihrer Tränen wird, ist dies ein Hinweis auf die Arznei Natrium muriaticum. Ebenfalls typisch: Sie können kein Wasser lassen, wenn jemand Sie dabei hören kann.

Typische Symptome
- Blind machender Kopfschmerz
- Kopfschmerzen nach der Menstruation
- Halbseitiger, chronischer Kopfschmerz, der von Sonnenaufgang bis Sonnenuntergang andauert, mit blassem Gesicht, Übelkeit und Erbrechen
- Vor einem Anfall kribbeln Nase, Lippen und Zunge

Weitere wichtige Einsatzgebiete
- Heftiger Fließschnupfen für bis zu drei Tage, danach ist die Nase verstopft; heftiger Niesschnupfen
- Nasenabsonderung wie rohes Eiweiß
- Erkältung, die mit Schnupfen beginnt
- Verlust des Geschmacks- und Geruchssinnes
- Fieberbläschen an den Lippen

Modalitäten
Verschlimmerung durch Lärm, Musik, im warmen Zimmer, durch Hitze, Trost, geistige Anstrengung, Reden, an der Küste, gegen 10 Uhr vormittags. Besserung durch kaltes Baden, im Freien, beim Liegen auf der rechten Seite, durch Druck auf den Rücken oder durch enge Kleidung.

TIPP
Wenn Sie einen schweren emotionalen Verlust erlitten haben und über einen längeren Zeitraum untröstlich sind, kann Ihnen eine Gabe Natrium muriaticum C30 helfen, den Kummer besser zu verarbeiten.

WEITERE WICHTIGE MIGRÄNE-MITTEL
- **Iris:** Bei Stirnkopfschmerz mit Übelkeit. Die Kopfhaut fühlt sich an wie zusammengeschnürt, die rechte Schläfe ist besonders betroffen. Typisch: Wochenendmigräne.
- **Sepia:** Bei Kopfschmerzen in schrecklichen Stößen während der Regelblutung. Stechender Kopfschmerz, der von innen nach außen wandert. Typisch: Besserung durch Tanzen und allgemein durch Bewegung.
- **Cyclamen:** Bei Kopfschmerz am Morgen, mit Flimmern vor den Augen; Gegenstände scheinen sich im Kreis zu drehen. Typisch: Niesen mit Jucken in den Ohren.

GELSEMIUM – wie ein Band um den Kopf

Wenn Ihre Muskeln Ihrem Willen nicht mehr zu gehorchen scheinen, wenn Sie sich körperlich und geistig erschöpft fühlen und aufgrund Ihrer Kopfschmerzen einfach nur noch in Ruhe gelassen werden möchten, dann ist Gelsemium (gelber Jasmin) richtig für Sie. An hoch gelegenen Orten, auf offenen Plätzen und vor Gewitter haben Sie Angst; ebenso vor Prüfungen, denn dann befällt Sie heftiges Lampenfieber. Furcht und Schreck führen zu körperlichem Leiden: Kopfschmerzen steigen vom Nacken auf und treten oft bei einer sogenannten Kopfgrippe mit Fieber auf. Der Schmerz pulsiert in der Stirn, dem Hinterkopf und der Schädelbasis, oder er zieht vom steifen und schmerzhaften Nacken über den Kopf bis zu einem Auge. Bei Letzterem geht er mit weiten Pupillen, Sehstörungen und Schmerzen im Augapfel bei den geringsten Augenbewegungen einher. Oft haben Sie das Gefühl, als läge ein Band oder Reifen um die Stirn oder als sei der Kopf stark vergrößert. Periodisch können auch Migräneanfälle auftreten mit Übelkeit und Erbrechen sowie vorausgehender Blindheit.

Typische Symptome
- Sie haben das Gefühl eines Bandes um den Kopf
- Schwindel im Hinterkopf und dumpfe, schwere Schmerzen, die sich bessern, wenn Sie den Kopf zusammendrücken
- Kopfschmerz erstreckt sich von der Schläfe bis zum Ohr

Weitere wichtige Einsatzgebiete
- Sie fühlen sich stumpf, träge, teilnahmslos und zittrig
- Bei bösen Folgen von Schreck, Furcht und Lampenfieber
- Sie fühlen sich, als müssten Sie sich ständig bewegen, weil sonst Ihr Herz stehen bleiben würde

Modalitäten
Verschlechterung durch feuchtes Wetter, Nebel, vor Gewittern, Aufregung, schlechte Nachrichten, Rauchen, Gedanken an die Beschwerden, gegen 10 Uhr. Besserung durch Beugen nach vorn, Wasserlassen, im Freien, fortgesetzte Bewegung, Stimulanzien.

DIE FRAGE ZUM GESUNDWERDEN

»Was geschieht mit mir, wenn ich nicht alles perfekt mache?« Schreiben Sie fünf Konsequenzen, die Sie befürchten, innerhalb von zwei bis drei Minuten auf. So lernen Sie, die seelischen Auslöser Ihrer inneren Anspannung und damit Ihrer Kopfschmerzen zu identifizieren und auf ihren tatsächlichen Wahrheitsgehalt hin zu überprüfen.

BELLADONNA – wenn der Schädel fast zerspringt

Der Typ Belladonna (Tollkirsche) hat eine lebhafte Fantasie und ist hochempfindlich gegen geringste Reize aus der Umgebung. Durch diese Überreizung kann die Stimmung bei diesem vollblütigen und intelligenten Menschen, wenn er aus der Bahn geworfen wird, ganz plötzlich in ungebremste Wut mit Schreien und Aggressivität umschlagen: Er sieht rot! Alles Blut strömt bei ihm zum (dadurch heißen) Kopf. Hände und Füße sind hingegen kalt. Im erkrankten Zustand kann sich seine überbordende Fantasie in schreckliche Sinnestäuschungen verwandeln: zum Beispiel dass er gefangen genommen oder verfolgt wird. Eltern kennen diese wilden, visuellen Halluzinationen aus dem Fieberdelirium ihrer Kinder. Die Kopfschmerzen sitzen bei Belladonna in der Stirn, sind klopfend und berstend, als würde der Schädel zerspringen. Alle Krankheitssymptome treten bei Belladonna plötzlich und heftig auf! Deshalb ist es auch ein gutes Mittel bei hochakuten Infektionen.

Typische Symptome
> Schmerz, der sich durch Licht, Lärm, die kleinste Erschütterung, Hinlegen und nachmittags verschlimmert
> Kopfschmerz durch unterdrückte Absonderungen bei Katarrh
> Starkes Pulsieren im Kopf mit Hitze
> Herzklopfen hallt bei Anstrengung im Kopf wider

Weitere wichtige Einsatzgebiete
> Erweiterte Pupillen mit starren und glänzenden Augen
> Nasenbluten und Zähneknirschen
> Der Hals fühlt sich an wie zusammengeschnürt
> Kitzelnder, kurzer, trockener Husten mit Stechen im Kehlkopf
> Geschwollene, rot glänzende Gelenke
> Fieber mit brennender, beißender, dampfender Hitze

Modalitäten
Verschlechterung durch Berührung, Erschütterung, Lärm, Luftzug, Hinlegen. Besserung, wenn Sie sich halb aufrichten.

GU-ERFOLGSTIPP

KOPFSCHMERZEN AUFFANGEN

Bei den ersten Anzeichen von Kopfschmerz lassen Sie drei Minuten lang eiskaltes Wasser über die Pulsadern laufen – oder legen Sie alternativ einen kalten Lappen in den Nacken. Das steigert die Blutzirkulation, Krämpfe in den Blutgefäßen werden gelindert.

Hals, Nase, Ohren:
Der Körper macht dicht

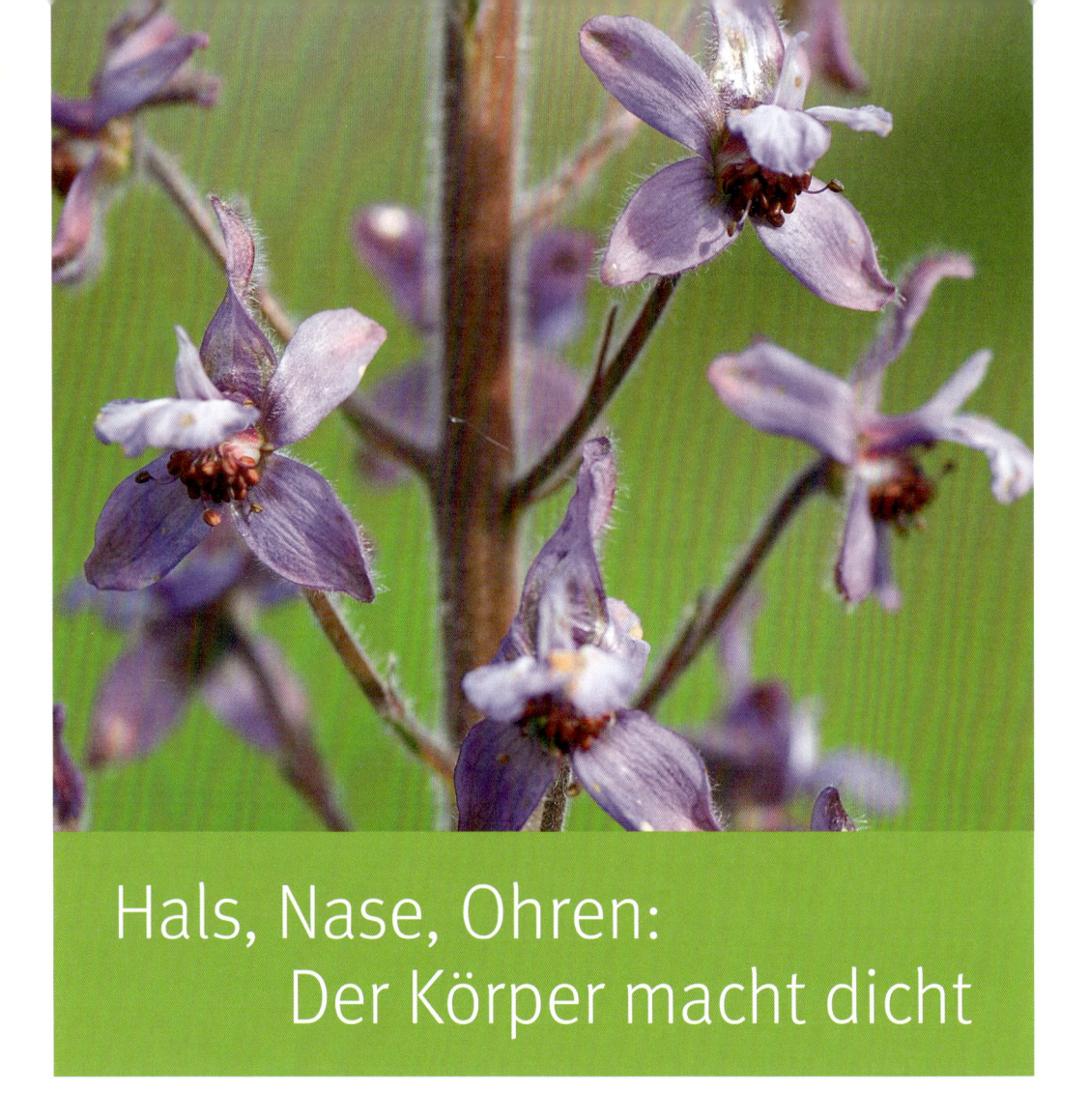

Nase, Ohren und Hals – hier spielt sich ein wesentlicher Teil unserer Verbindung mit der Außenwelt ab. 30 Millionen Riechzellen und 25 000 Hörzellen sind ständig auf Empfang gestellt; im Hals schützen die Mandeln vor schädlichen Eindringlingen. Wenn Sie in diesen Bereichen häufig an Infektionen leiden, lohnt sich ein grundsätzlicher Blick auf Ihre Ernährung und Ihr Seelenleben. Ist Ihr Immunsystem durch gesunde und vor allem abwechslungsreiche Nährstoffe ausreichend trainiert? Ist Ihr Lebensstil ausgewogen in dem Sinne, dass Stress und Anspannung genügend Entspannung gegenübersteht? Schützen Sie sich ausreichend vor Reizüberflutung – am Arbeitsplatz und im Privatleben?

> **Die Nase:** In der Liebe kann sie über Ja oder Nein entscheiden, bevor Augen und Herz ihre Stimmen abgegeben haben. Im Geschäftsleben sind die erfolgreich, die »einen guten Riecher« haben. Auch bei Gefahren weiß die Nase instinktiv, von wem Gutes zu erwarten ist – und von wem nicht. Sie sehen: Sich mit seiner Nase gutzustellen, ist (über-)lebenswichtig. Wenn Sie »die Nase voll haben«, bedeutet dies, dass Sie Ihren guten Instinkt und Ihre Bedürfnisse ignoriert haben – vielleicht schon länger, aber ganz gewiss im Augenblick. Staphisagria (Seite 46) ist die passende Arznei, wenn Sie ständig ja zu Dingen und Menschen sagen, die Ihren Wünschen, Ihrem Wesen und Ihren Überzeugungen eigentlich nicht entsprechen.

> **Die Ohren:** Wo die Nase verstopft ist, sind Ohrenschmerzen oft nicht weit. Wenn die Ohren »dicht machen«, fühlt sich das ein bisschen so an, als wären wir abgetaucht. Die Welt dringt nur noch gedämpft durch den körperlichen Schmerz zu uns durch. Unsere Ohren übernehmen den Part, den wir uns – selbst bei völlig offensichtlichem Ruhebedarf – vorenthalten: uns »in Watte zu packen«. Die Arznei Elaps corallinus (Seite 49) ist entsprechend für diejenigen Menschen, die sich am liebsten in eine dunkle Höhle zurückziehen möchten. Das Gegenteil des gedämpften Zustandes ist der Tinnitus – pfeifende oder brummende Ohrgeräusche von innen als Dauermarter. So oder so haben wir buchstäblich »zu viel um die Ohren«. Oder es gilt herauszufinden, was wir »nicht hören wollen«.

> **Der Hals:** Mund, Hals und Rachen sind der Ort der Sprache: Wenn wir im bildlichen Sinne »den Mund nicht aufmachen« oder weiter hinnehmen, was wir eigentlich »nicht länger schlucken« wollen, dann sagt unser geschwollener Hals schließlich mehr als alle Worte: Er ist »wie zugeschnürt«. Phytolacca (Seite 48) ist die Arznei, wenn die Schleimhäute brennen und der Schmerz beim Schlucken so stark ist, dass er bis in die Ohren hinein sticht.

FÜR SANFTE GEMÜTER
Wenn sich Nase und Ohren verstopft anfühlen, mit Verlust des Geruchs- und/oder des Hörvermögens, wenn die Absonderungen eher dick und mild sind und Sie auch seelisch ein eher mildes Temperament haben, ist Pulsatilla ihr passendes Mittel bei Nasen- und Ohrenkatarrh.

STAPHISAGRIA – haben Sie die Nase voll?

Staphisagria (Foto Seite 44), die homöopathische Arznei, die aus dem blauen Rittersporn gewonnen wird, ist das Hauptmittel für diesen speziellen seelisch-körperlichen Zustand, den der Volksmund mit »Nase voll« beschreibt. Im Vordergrund stehen bei diesem äußerst feinsinnigen und rechtschaffenen Charakter Enttäuschung und Entrüstung. Diese Menschen harren wie Märtyrer in unerträglichen bestehenden Verhältnissen aus – sei es innerhalb ihrer Familie, ihres Berufes oder auch innerhalb ihres sozialen Umfelds. Lange Zeit – wenn überhaupt – sind sie nicht in der Lage, sich daraus zu lösen. Sie haben ein bestimmtes, geradezu romantisches Bild davon, wie ihre Welt und die Menschen darin sein sollten. Doch die Wirklichkeit ist oft erheblich rauer und holt sie immer wieder ein.

»Das hat er nicht so gemeint« oder »In Wirklichkeit ist sie ganz anders« oder »Jeder hat mal einen schlechten Tag« sind Sätze, die der Staphisagria-Typ innerlich und auch nach außen hin im Übermaß gebraucht. Es scheint, als hätte er sich in sein Schicksal gefügt und als wollte er sich nicht daraus lösen.

Für lange Zeit halten Menschen, denen die Arznei Staphisagria helfen kann, ihre Emotionen zurück, besonders dann, wenn sie sich in ihrer Ehre und in ihrem Stolz verletzt fühlen. Ihre Gefühle sollen nach Möglichkeit unsichtbar bleiben. Erst wenn die aufgestaute Wut und der unterdrückte Zorn unerträglich werden und

---

GU-ERFOLGSTIPP

WIRKSAME HILFE FÜR DIE VERSTOPFTE NASE

Wenn Ihre Nase so verstopft ist, dass Sie nur noch durch den Mund atmen können, hilft Luffa D6. Die Arznei kann Nasenspray ersetzen beziehungsweise helfen, sich von der Anwendung herkömmlicher, gefäßverengender Schnupfenmittel zu entwöhnen. Wenn Ihr Schnupfen allergisch bedingt ist, kann eine konstitutionelle Behandlung helfen, die überschießende Abwehrreaktion auszutarieren.

womöglich auch noch eine öffentliche Demütigung hinzukommt, kann es ganz unvermittelt zu einem Ausbruch von Raserei, unter Umständen sogar mit Gewaltanwendung kommen. Tritt dann trotzdem keine Besserung ihrer Situation ein, können sie auch depressiv werden und resignieren.

Typische Symptome
> Schnupfen mit teils wässrigem, teils dick schleimigem Sekret
> Nase ist ganz oder teilweise verstopft, meist abends

Weitere wichtige Einsatzgebiete
> Sie sind sehr empfindlich gegen das, was andere über Sie sagen
> Wichtigstes Mittel bei glatten Schnittverletzungen (auch nach Operationen) oder wenn Sie sich seelisch von jemandem »geschnitten« fühlen
> Karies und Zerkrümeln der Zähne
> Blasenentzündung nach Geschlechtsverkehr

Modalitäten
Verschlimmerung durch Ärger, Empörung, Kummer, Kränkung, Demütigung, Verlust von Flüssigkeiten (wie Tränen, Urin oder Schweiß), sexuelle Exzesse, selbst leichteste Berührung der betroffenen Körperteile. Besserung durch Nachtruhe, Wärme, nach dem Frühstück.

EINE ZWANGHAFTE BEZIEHUNG LÖSEN
Staphisagria ist eine der wichtigsten Arzneien, wenn Sie es nicht schaffen, sich aus einer unerträglich gewordenen Liebesbeziehung zu lösen.

WEITERE WICHTIGE MITTEL BEI SCHNUPFEN
Natrium muriaticum (Seite 40) hilft, wenn eine Erkältung mit heftigem Niesen und wässrigem Sekret beginnt.
Belladonna (Seite 43) wird eingesetzt, wenn Sie sich erkältet haben, weil Sie zum Beispiel mit nassen Haaren draußen waren. Beschwerden kommen plötzlich und äußerst heftig. Die Nase ist oft rot und geschwollen.
Allium cepa (Seite 31) ist besonders hilfreich bei allergischem Schnupfen, wenn Nase und Augen überfließen.

PHYTOLACCA – gleich platzt der Kragen

Schon äußerlich wirkt der Mensch, der Phytolacca (Kermesbeere) braucht, matt, erschöpft und sieht elend aus. Je kränker er wird, umso gleichgültiger wird er gegenüber dem Leben – ist aber dabei gleichzeitig ruhelos und reizbar. Wenn er das, was ihn krank macht, »nicht länger schlucken kann«, platzt ihm schließlich der Kragen: Er verliert jegliches Feingefühl und alle Bereitschaft, sich irgendwelchen Umständen anzupassen. Hauptangriffspunkt dieser Arznei ist der Hals: Er ist gerötet, trocken und fühlt sich wund an. Sie können nicht einmal mehr Wasser schlucken! Der Zungengrund brennt, die Zunge ist hinten dick gelb belegt, die Spitze aber rot und fühlt sich an wie verbrüht. Gaumen, Mandeln und Rachen sind geschwollen und mit zähem, Fäden ziehendem Schleim bedeckt. Der Speichelfluss ist stark erhöht. Sie haben das Bedürfnis, die Zähne fest aufeinanderzubeißen, was dem seelischen Zustand »immer schön die Zähne zusammenbeißen« entspricht. Unter Umständen fühlt sich der ganze Körper wund an, mit wandernden Schmerzen.

DIE FRAGE ZUM GESUNDWERDEN

»Was habe ich mich bisher nicht zu sagen getraut und will es nicht länger schlucken?« Schreiben Sie mindestens fünf Antworten innerhalb von drei Minuten auf – ohne nachzudenken. So rücken die seelischen Faktoren, die Sie körperlich krank machen, in Ihr Bewusstsein. Die Erfahrung zeigt, dass oft ganz andere Punkte nach Veränderung verlangen, als wir denken.

Typische Symptome
> Der Hals ist dunkel- bis bläulich-rot, rau, eng und heiß
> Schmerz an der Zungenwurzel strahlt bis ins Ohr aus
> Sie können nichts Heißes schlucken
> Akute, eitrige Mandelentzündung mit geschwollenem Rachen

Weitere wichtige Einsatzgebiete
> Schmerzen schießen wie elektrische Schläge von einem Körperteil zum anderen
> Brustentzündung; beim Stillen strahlt der Schmerz von der Brustwarze in den ganzen Körper aus
> Stechende Schmerzen in der rechten Schulter; der Arm ist steif und lässt sich nicht heben

Modalitäten
Verschlimmerung durch elektrostatische Einflüsse, Durchnässung, Regen, feuchtkaltes Wetter, Bewegung, Entblößen, in der Nacht. Besserung durch Wärme, trockenes Wetter, Ruhe.

ELAPS CORALLINUS – zu viel um die Ohren

Die Korallenschlange Elaps corallinus kommt ins Spiel, wenn Sie am liebsten nur noch in einer tiefen Höhle sitzen wollen, in der niemand Sie sehen kann. Die Sehnsucht nach dem verlorenen Paradies, das große Verlangen, der Härte der Welt zu entkommen – und gleichzeitig die Angst vor dem Alleinsein – zeigen Ihren seelischen Konflikt, wenn sich Ihr Bedürfnis nach Ungestörtheit zu Wort meldet. Die Ohren knacken, wenn Sie schlucken, und Ihre Sehnsucht nach Stille wird außerdem durch Summen und akustische Sinnestäuschungen des Gehörs vereitelt. Nachts hören Sie dann ganz plötzlich gar nichts mehr: ein Taubheitsanfall! Menschen, die diese Schlangenarznei brauchen, haben viele Ängste. Sie fürchten, zu ertrinken, von Räubern überfallen zu werden oder einen Schlaganfall zu bekommen. Der Schlund kann sich so krampfartig zusammenziehen, dass selbst Flüssigkeiten nur stockend hindurchgehen – auch dies ein Zeichen der allgemeinen inneren Blockade. Nach dem Trinken haben Sie ein Gefühl von Kälte oder Eis in Brust und Magen. Jeder kleinste Luftzug verursacht einen Schnupfen.

TIPP
Elaps ist ein ausgezeichnetes Schnupfenmittel beim sogenannten Stockschnupfen von Kindern mit Neigung zu Nasenbluten. Es hilft außerdem in der C6-Potenz bei chronischer Nasennebenhöhlenentzündung mit grünlichen Krusten und einem unangenehmen Geruch nach Fischlake.

Typische Symptome
- Schwarzes und hartes Ohrenschmalz
- Übel riechende, grünliche Absonderung; unerträglicher Juckreiz
- Plötzlicher Anfall nächtlicher Taubheit mit Dröhnen und Knistern in den Ohren
- Knacken in den Ohren beim Schlucken

Weitere wichtige Einsatzgebiete
- Chronischer Nasenkatarrh, stinkender Geruch, grüne Krusten
- Verstopfte Nasenlöcher; Schmerz an der Nasenwurzel

Modalitäten
Verschlimmerung durch Essen von Obst, kalte Getränke, nasses Wetter.

BEWÄHRTE HELFER BEI ENTZÜNDUNGEN DER OHREN
- **Belladonna:** Bei Mittelohrentzündung. Die pulsierenden, klopfenden Schmerzen verursachen Delirium. Sie spüren ein Reißen im inneren und äußeren Ohr, das Trommelfell ist vorgewölbt.
- **Chamomilla:** Bei schmerzhafter Ohrenentzündung. Schwellung und Hitze machen Sie verrückt. Sie spüren ein Verstopfungsgefühl in den Ohren, stechenden Schmerz, Ohrenklingeln.

Lunge und Bronchien: Wenn der Atem stockt

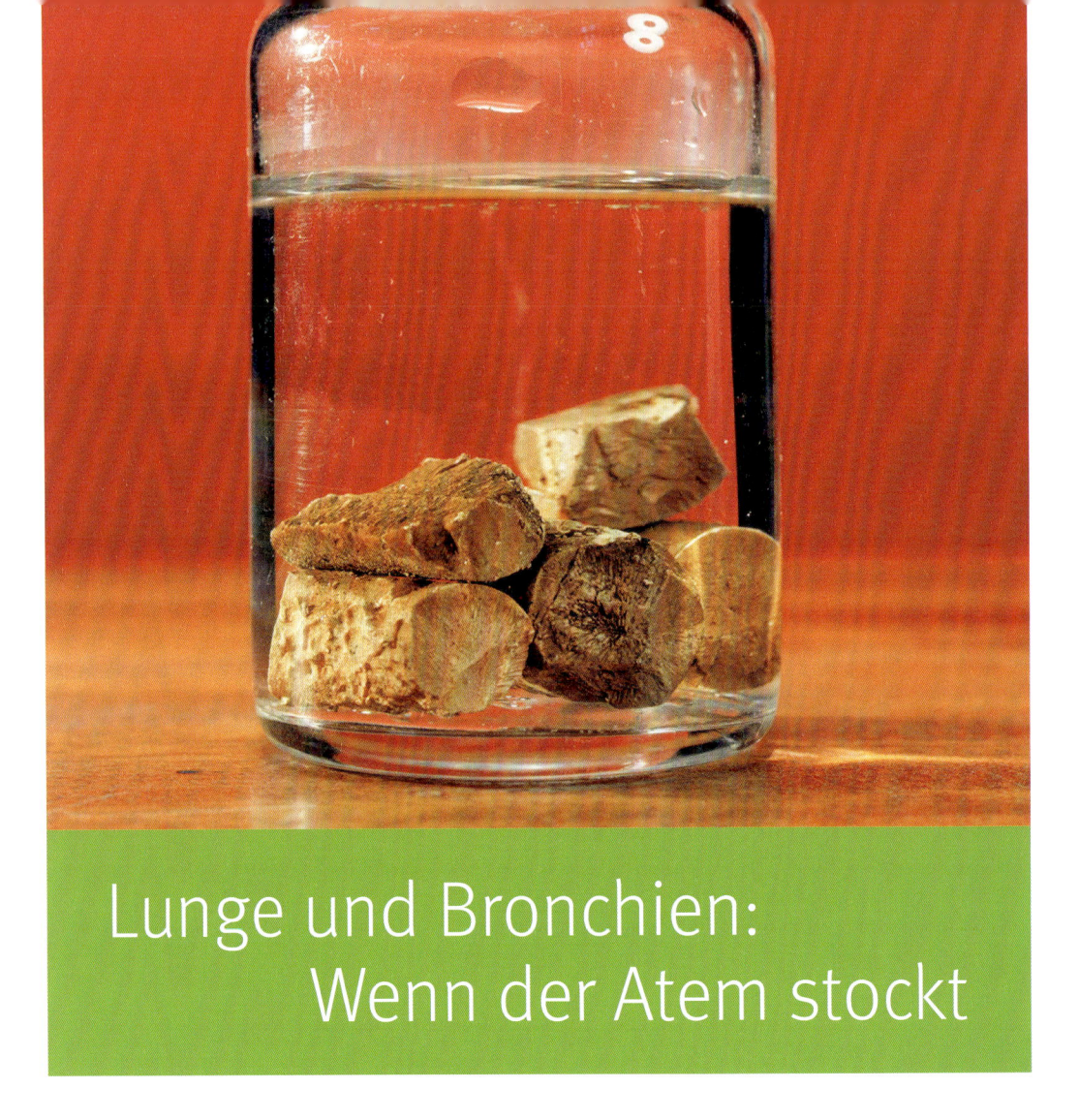

Jedes Organ ist einzigartig. Doch der Lunge kommt eine ganz besondere Bedeutung zu. Sie ist trotz ihrer ungeheuren Kapazität (knapp vier Millionen Liter Sauerstoffaustausch pro Jahr!) der seidene Faden, an dem unser Dasein hängt. Einatmen, ausatmen: Das ist der Rhythmus von Nehmen und Geben, der allem Leben zugrunde liegt. Mit jedem Atemzug beginnt das Leben neu. Inspiration bedeutet auf Deutsch Einatmung. So als würden Sie von unsichtbaren Musen geküsst.

Kein Wunder, dass Lunge und Bronchien als potenzielle Schwachstellen feinsinniger, sensibler und auch traurigen Menschen gelten. Jeder kennt das erstickende Gefühl, wenn man versucht, seine Tränen und Trauer hinunterzuschlucken.

Wenn es eine schöpferische Kraft gibt, die unsere Welt erschaffen hat, dann sind wir über den Atem und die Lunge unmittelbar mit dieser unsichtbaren Kraft verbunden. Ohne Sauerstoffaustausch ist Leben für uns auf dieser Erde nicht möglich. Bei Bronchitis und Lungenentzündung sind diese Austauschwege verstopft.

Die US-Autorin Louise L. Hay befasst sich mit den seelischen Auslösern körperlicher Störungen. In ihrem Dauerbestseller »Heile deinen Körper« nennt sie als seelische Ursachen für Atemwegserkrankungen die Angst davor, das Leben vollständig in sich aufzunehmen. Es ist ein bekanntes Phänomen, dass besonders Frauen bei Stress und Schmerzen sofort die Luft anhalten, wo genau das Gegenteil ihnen Linderung verschaffen würde: Es ist das tiefere Ausatmen als das Einatmen, das uns (Platz für neue) Luft beschert und Verspannungen im Körper löst. Atemtherapie ist daher ein wunderbarer Begleiter zu allen ganzheitlichen Heilmethoden – auch bei Asthma, das Louise Hay als die Erfahrung »erstickender Liebe« beschreibt, gegen die sich der Körper zur Wehr setzt. »Dem huste ich was«, sagen wir, wenn wir jemandem seine Schranken zeigen wollen. Auch Hahnemann hat uns anschauliche Arzneimittelbilder zu den Symptomen von Lunge und Bronchien hinterlassen: Wenn Ihnen etwas wie ein Stein auf der Brust liegt, könnte Phosphorus (Seite 52) Ihre homöopathisch passende Arznei sein – eine der wichtigsten auch bei einer Lungenentzündung. Drosera (Seite 54) hilft, wenn Ihr Rachen sich anfühlt, als kratzten Brotkrümel darin. Und an Ipecacuanha (Seite 55) – neben Drosera die wichtigste Keuchhustenarznei! – sollten Sie denken, wenn Ihre Brust sich »wie eingeschnürt« anfühlt.

VERDAUUNG VON SEELISCHER UND PHYSISCHER NAHRUNG

Aus Sicht der chinesischen Medizin (Seite 114) sind Lunge und Dickdarm über die Funktionskreise und Energiebahnen miteinander verbunden. Über die Atmung werden die feinstofflichen Einflüsse (die seelische Nahrung) verdaut: Konflikte, Verluste, Trauer; auch die Melancholie wird der Lunge zugeschrieben. Auf der grobstofflichen Ebene (die wiederum der physischen Nahrung entspricht) ist der Dickdarm das entsprechende Verdauungsorgan.

PHOSPHORUS – die Kerze, die an beiden Seiten brennt

Die Arznei Phosphorus (gelber Phosphor, Foto Seite 50) passt zu Menschen, die liebenswürdig und anziehend sind und ihre Umgebung mit ihrem Charisma fesseln. Die zarten, anmutigen, oft sportlichen Menschen mit feinen Gesichtszügen haben zarte Haut, weiches, glänzendes Haar und Augen mit langen Wimpern. Ihr Blick ist verträumt, sinnlich und aufregend. Sie verkörpern funkelnde Begeisterung, die allerdings wie eine Silvesterrakete schnell wieder verpufft. Sie sind wie eine Kerze, die von beiden Seiten brennt. Oft sind Phosphor-Menschen gute Schauspieler oder Verkäufer, die die Menschen in ihren Bann ziehen. Viele Liebesbeziehungen, auch mehrere Ehen, sind keineswegs die Ausnahme. Die Berührbar- und Verführbarkeit der Seele bleibt jedoch nicht ohne Folgen: Die generelle Großzügigkeit kann in Verschwendungssucht ausarten, Enttäuschungen können zur Depression führen.

Da sie ausgesprochen einfühlsam, rücksichtsvoll und hilfsbereit sind, erfreuen sich Phosphor-Typen großer Beliebtheit. Mit ihrem ausgeprägten Mitgefühl überschreiten sie jedoch sehr leicht die Grenzen ihrer Leistungsfähigkeit. Dann werden sie matt und müde, erholen sich jedoch nach einem kurzen Schlaf erstaunlich rasch. Ihre Schwachstelle sind die Atemwege, weshalb sie auch zu tuberkulösen Erkrankungen neigen. Bei Infektionen leiden sie an Beklemmungen und Schweregefühl in der Brust, ganz besonders bei Lungenentzündungen. Ein sehr schmerzhafter Reiz- und Kitzelhusten mit wenig zähem, schwer löslichem und zuweilen auch blutigem Auswurf kann sich dann entwickeln. Der Brustkorb ist wie zusammengeschnürt von Unruhe und Angst. Alle Schmerzen werden als brennend empfunden. Laut hörbare Rasselgeräusche und Atembeengung sind typisch für diese Hustenform. Phosphor ist mit Antimonium tartaricum das wichtigste Mittel bei Lungenentzündung. Fragen Sie jedoch in jedem Fall einen Homöopathen!

DIE FRAGE ZUM GESUNDWERDEN

»Was nimmt mir in meinem Leben die Luft zum Atmen?« Notieren Sie fünf Antworten in maximal drei Minuten. Damit können Sie mehr Klarheit darüber gewinnen, was Sie in Ihren Träumen und Wünschen einschränkt und was Ihre Möglichkeiten einengt. Besprechen Sie das mit den Menschen, von denen Sie mehr Freiraum brauchen.

Typische Symptome
> Ihr Kehlkopf ist so schmerzhaft, dass Sie nicht mehr sprechen können
> Die Brust fühlt sich an, als ob ein großes Gewicht darauf läge
> Die Atmung ist beklemmt und beschleunigt
> Sie empfinden große Hitze in der Brust
> Der ganze Körper zittert, wenn Sie husten
> Der Auswurf ist eitrig, rost- oder blutfarben

Weitere wichtige Einsatzgebiete
> Erbrechen nach dem Essen und nach dem Trinken von kaltem Wasser
> Verletzungen bluten lange und blaue Flecke können sehr schnell auftreten

Modalitäten
Verschlimmerung durch Berührung, geistige oder körperliche Anstrengung, bei Dämmerung, durch warmes Essen und warme Getränke, Wetterwechsel, Nasswerden bei heißem Wetter, Liegen auf der linken oder schmerzhaften Seite, bei Gewitter, beim Treppensteigen. Besserung im Dunkeln, durch Liegen auf der rechten Seite, kalte Nahrung, Kälte, Waschen mit kaltem Wasser, Schlaf, im Freien.

KENNZEICHEN: BESONDERE ÄNGSTE
Phosphor-Typen haben Angst vor Einsamkeit, aber auch vor Gewitter und vor der Dunkelheit.

BEWÄHRTE HELFER BEI AKUTEN ENTZÜNDUNGEN
> **Aconitum** ist immer das erste Mittel bei jeder akut auftretenden Entzündung. Kälte lindert. Sie haben Durst auf kaltes Wasser, fühlen sich ängstlich und unruhig.
> **Apis** ist die passende homöopathische Arznei bei entzündeten Stich- und Bisswunden mit einer blassroten Schwellung, mit Stechen und Jucken. Sie sind ruhelos.
> **Belladonna** wird eingesetzt bei Entzündungen mit starker Rötung und pochenden Schmerzen. Sie fühlen sich gereizt, benommen und haben Alpträume.

DROSERA – bei qualvoller Luftnot

KENNZEICHEN: HARTNÄCKIGKEIT

Drosera-Patienten führen einmal gefasste Pläne hartnäckig durch. Wer sie daran zu hindern versucht, dem husten sie was.

Der seelische Hintergrund bei Drosera (Sonnentau) ist das unbehagliche Gefühl, von den falschen Menschen umgeben zu sein – Menschen, die Sie beneiden, sich tückisch verhalten und Sie hintergehen. Das macht Sie niedergeschlagen mutlos, besorgt – und anfällig an Ihren Atemwegen. Ihnen ist immer zu kalt, selbst im Bett. Der Husten ist krampfhaft, bellend und so schmerzhaft, dass Sie den Brustkorb mit den Händen halten müssen. Die Attacken treten besonders nachts nach Mitternacht und gegen Morgen auf. Sie müssen dann im Bett aufsitzen – es kann auch zu Würgreiz und Erbrechen kommen, oft verbunden mit Durchfall. Besonders bei Keuchhusten ist diese Konstellation typisch! In den Bronchien befindet sich dabei zäher, schwer löslicher Schleim. Solche Patienten neigen zu Nasenbluten und starkem Nachtschweiß. Sie haben Angst vor dem Alleinsein, fühlen sich reizbar, unruhig und misstrauisch und können über Kleinigkeiten sehr zornig werden.

Typische Symptome
> Sie leiden an krampfhaftem, trockenem Reizhusten
> Hustenanfälle folgen rasch aufeinander
> Empfindung von Brotkrümeln oder einer Feder im Rachen
> Rachen und Gaumen sind wie wundgescheuert
> Die Stimme klingt heiser, tief, tonlos und gebrochen

NATÜRLICHE HELFER BEI HUSTEN

> 1 Tropfen Teebaumöl auf 0,5 Liter kochendes Wasser geben und zweimal täglich inhalieren. Bekämpft Viren, Bakterien und Pilze.
> Dreimal täglich eine Tasse heißes Wasser mit einem Teelöffel Honig und Saft einer halben Zitrone trinken. Beruhigt die Schleimhäute.
> Dreimal täglich Meersalzspray für die Nase anwenden. Befeuchtet und stärkt die trockenen Schleimhäute.

Weitere wichtige Einsatzgebiete
> Schwindel im Freien mit der Tendenz, nach links zu fallen
> Lähmender Schmerz im rechten Hüftgelenk
> Asthma beim Sprechen

Modalitäten
Verschlechterung durch Hinlegen, bei Warmwerden im Bett, durch Sprechen, Singen, Lachen, Trinken, nach Mitternacht. Besserung an der frischen Luft und bei jeder Art von aktiver Betätigung.

IPECACUANHA – hier wird es eng

Patienten, die homöopathisch verdünntes Ipecacuanha (Brechwurzel) brauchen, sind in ihrem Gemüt reizbar, voller Verachtung und Verlangen – jedoch ohne zu wissen, wonach. Sie sind von beschwerlicher Kurzatmigkeit geplagt und müssen in diesem Zustand bei jedem Atemzug husten. Für Ipecacuanha ist es charakteristisch, dass Übelkeit – zum Teil auch mit Brechreiz – sämtliche Beschwerden begleitet. Das Gefühl von ständiger Zusammenschnürung löst verständlicherweise Angst aus. Man hört durch die Schleimansammlung ein großblasiges Rasseln über der ganzen Brust, doch dieser Schleim lässt sich nicht abhusten. Er verursacht vielmehr ein Erstickungsgefühl, wie es auch beim Asthma typisch ist. Ein wichtiges Merkmal: Erbrechen bessert das Befinden nicht.

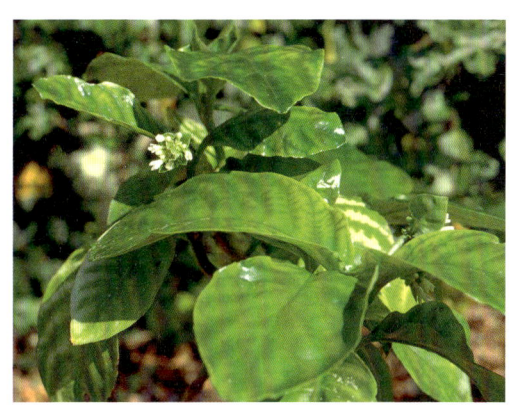

Aus den Wurzeln des Zwergstrauchs Ipecacuanha wird die gleichnamige Arznei hergestellt.

Typische Symptome
> Empfinden einer dauernden Zusammenschnürung in der Brust
> Husten ist unaufhörlich und heftig bei jedem Atemzug
> Schleim in der Brust lässt sich nicht abhusten
> Heiserkeit am Ende einer Erkältung

Weitere wichtige Einsatzgebiete
> Dauernde Übelkeit mit Erbrechen
> Der Mund ist feucht mit viel Speichel
> Reizhusten beim Einatmen kalter Luft
> Der Kehlkopf fühlt sich an, als wäre er gespalten

Modalitäten
Verschlechterung durch Kalbfleisch, feuchtwarmen Wind, Hitze, Kälte, Hinlegen, abends, nachts; die Verschlimmerung tritt periodisch auf. Besserung durch frische Luft.

SPONGIA – WENN SIE WIE DURCH EINEN SCHWAMM ATMEN

Spongia ist das richtige Mittel bei trockenem, bellendem, kruppartigem Husten oder Husten, bei dem sich das Atemholen anfühlt, als stecke ein Stöpsel in der Kehle oder als würden Sie durch einen Schwamm atmen. Sie erwachen nachts mit großer Angst und extremen Atembeschwerden. Ein Erstickungsgefühl zwingt Sie, sich im Bett aufzusetzen. Ihre Stimme ist heiser. Im Gegensatz zu Ipecacuanha ist kein Schleimrasseln in der Brust wahrnehmbar.

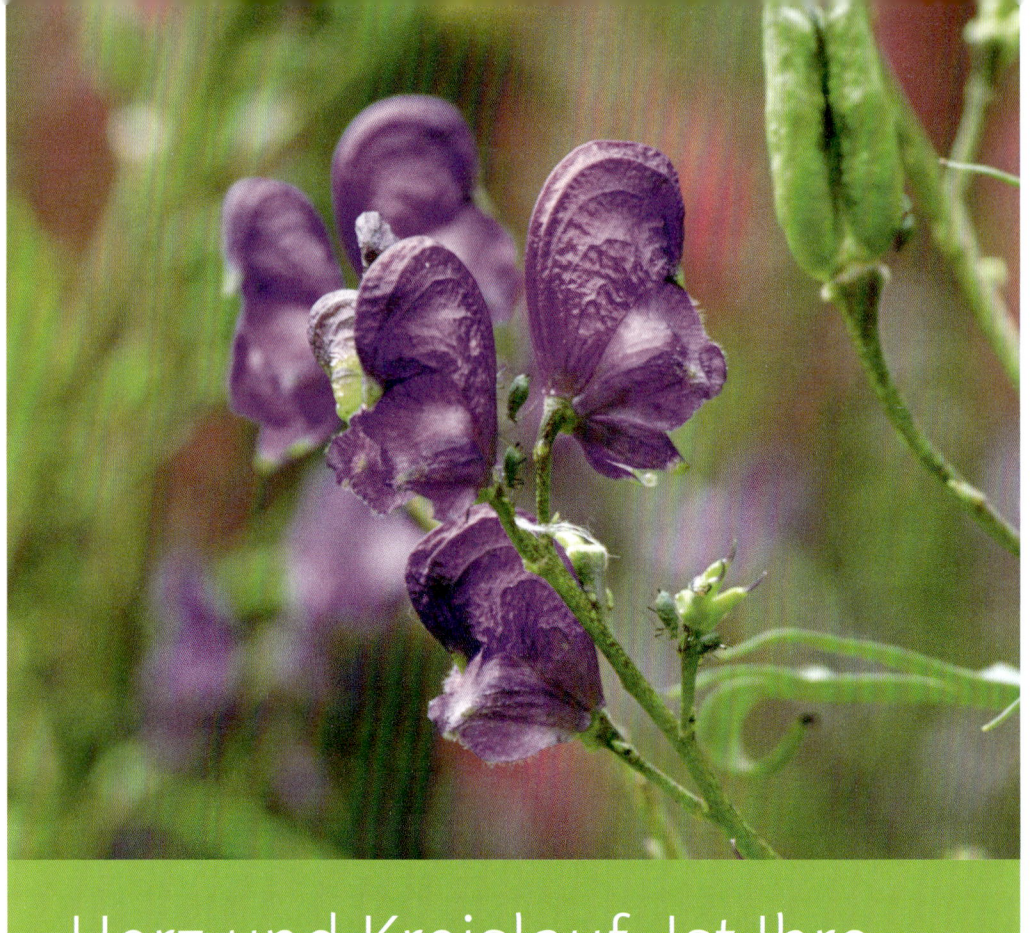

Herz und Kreislauf: Ist Ihre Pumpe aus dem Takt?

Sie bringen Ihr Herzblut ein. Sie haben Ihr Herz verloren. Mit Ihrer besten Freundin sind Sie ein Herz und eine Seele …
Es gibt auch Menschen, die ihr Herz auf der Zunge tragen. Zum Beispiel der amerikanische Kardiologe Dr. Dean Ornish: Ihm lagen seine Patienten so sehr am Herzen, dass er auf die Meinung seiner Fachkollegen pfiff und weltweite wissenschaftliche Untersuchungen darüber startete, was Liebe und Zuwendung mit Herzgesundheit zu tun haben. Ergebnis: einfach alles!

Das Herz steht für Liebe, Sicherheit und Freude – vorausgesetzt, es geht ihm gut. Geborgenheit, Zugehörigkeit, Nähe, Vertrauen, Freundschaft, Spaß, Erfolg: All das ist pure Medizin, unter deren Anwendung das Herz immer die richtige Schlagzahl findet.
Welcher Mensch ist von der »Schwachstelle Herz« betroffen – mit Bluthochdruck, anderen Herz-Kreislauf-Erkrankungen oder gar Herzinfarkt? Derjenige, der sich nach allen (oder einzelnen) der oben genannten Punkte sehnt, aber das Gegenteil erfährt: Ablehnung statt Geborgenheit, Einsamkeit statt Zugehörigkeit, Feindschaft statt Freundschaft, Distanz statt Nähe, Hass statt Liebe.
Bei den Homöopathika für das Herz werden verschiedene Gemütszustände beschrieben: Wenn Ihnen bei Angst oder Schock das Herz in die Hose rutscht, ist das passende Mittel Aconitum (Seite 58). Bei stürmischem Herzrasen ist Spigelia (Seite 60) das Mittel der Wahl. Das Gefühl, immer unter Dampf zu stehen, deutet auf Glonoinum (Seite 61) hin.
Ruhelosigkeit, Furcht, Vorahnungen, Angst vor der Zukunft: »Da geht uns die Pumpe«, sagt der Volksmund. Ein gebrochenes Herz, weil jemand, den wir lieben, gestorben ist oder weil uns jemand verraten hat: Das sind Erfahrungen, durch die sich das Herz und seine Gefäße verhärten können. Doch die Annahme, ein Panzer könne uns vor Schmerz schützen, ist falsch. Wenn Gram und Trauer Ihnen das Herz schwer machen, gibt es laut Dr. Dean Ornish eine Arznei, die immer heilt: Liebe und Versöhnung.

LIEBE LÄSST DAS HERZ GESUNDEN
Auf den Fragebögen der Kardiologie stehen als Risikofaktoren Cholesterin und Triglyceride; Diabetes und Rauchen; Gene, Bluthochdruck und Übergewicht. Doch dass Herz-Kreislauf-Erkrankungen Todesursache Nummer eins in Deutschland sind, liegt mindestens in gleichem Maße an Gefühlsdefiziten. Der amerikanische Kardiologe Dr. Dean Ornish konnte nachweisen, dass Menschen nach einer Herzoperation viel bessere langfristige Überlebenschancen haben, wenn sie von Liebe umgeben sind.

ACONITUM – wenn das Herz in die Hose rutscht

Angst spielt bei der wichtigsten homöopathischen Erste-Hilfe-Arznei für das Herz, Aconitum (Sturmhut, Foto Seite 56) eine zentrale Rolle: das Unfallmittel der Seele. Das Blut scheint aus Kopf und Gliedern zu entweichen und sich in der Mitte Ihres Körpers zu konzentrieren. Der Organismus schaltet von »Leben« um auf »Überleben«.

Aconitum ist die stärkste bei uns wachsende Giftpflanze. Entsprechend stürmisch wirkt der Sturmhut auch in Situationen, die als lebensbedrohlich empfunden werden oder es tatsächlich sind. Ihnen rutscht buchstäblich »das Herz in die Hose«. Erregbarkeit, Unruhe und Angst herrschen vor, so als hätte Sie ein Schock ohne Vorwarnung wie der Blitz getroffen. Oder Sie werden von dunklen Vorahnungen und Befürchtungen gequält. Sie werfen sich nachts ständig herum, sind von Todesangst erfüllt. Der Körper ist heiß und trocken, das Herz klopft schnell und unregelmäßig. Stechende Herzschmerzen können in den linken Arm ausstrahlen, aber auch in den ganzen Körper. Das alles verstärkt die Angst noch mehr. Der Kranke kann nicht schlafen oder wird durch Angstträume geweckt (siehe auch Seite 107). Menschen, die dieses Mittel benötigen, sind normalerweise kräftig und vollblütig mit rotem Gesicht. Doch im Fieberzustand wird es beim Aufrichten blass und nimmt einen ängstlichen Ausdruck an. Sie verlangen nach großen Mengen kalten Wassers, das die brennenden Empfindungen im Mund lindert.

Krankheitssymptome treten ganz plötzlich auf und werden außer von Schreck und panischer Angst meist auch noch durch kalten Wind oder durch medikamentös unterdrückte Absonderungen (zum Beispiel Schnupfen, Schweiß, Menstruationsblutung) ausgelöst. Heftige Schmerzen können auch an anderen Organen auftreten: an gesunden Zähnen, im Gesichtsnervenbereich (Trigeminusneuralgie),

---

GU-ERFOLGSTIPP

FÜR HOCHAKUTE EREIGNISSE

Das homöopathische Aconitum D12 ist eine geniale Allzweckwaffe, die man immer bei sich tragen sollte. Bei einem hochakuten Ereignis – Schock, Kreislaufschwäche, Unfall, Ischias – nehmen Sie alle zehn Minuten 5 Globuli, jedoch nicht öfter als zehnmal hintereinander.

sogar im Magen. Auch bei plötzlichen Ohr- oder Augenentzündungen ist Aconitum hilfreich. Charakteristisch für die Arznei Aconitum: Alle Beschwerden verschlechtern sich in der ersten Nachthälfte bis Mitternacht.

Typische Symptome
> Tachykardie (Herzrasen mit über 100 Pulsschlägen pro Minute)
> Herzbeschwerden, die in die linke Schulter ausstrahlen
> Herzklopfen mit Angst, die Finger kribbeln
> Ihr Puls ist voll, hart und straff
> Im Sitzen spüren Sie die Hals- und Schläfenarterien

Weitere wichtige Einsatzgebiete
> Dunkle Vorahnungen, Furcht vor dem Tod und der Zukunft
> Akuter und heftiger Krankheitsbeginn
> Arterieller Bluthochdruck
> Extreme Lärm- und Geruchsempfindlichkeit
> Heiserer, trockener, krupppartiger Husten

Modalitäten
Verschlechterung im warmen Zimmer, abends und nachts, beim Liegen auf der betroffenen Seite, durch Musik, Tabakrauch, kalten (Ost-)Wind. Besserung im Freien.

HERZENSÄNGSTE

Wenn Sie eine Herzschwäche oder sogar einen Infarkt erlitten haben, braucht nicht nur Ihr Herz Hilfe, sondern auch Ihre Seele. Nach einem Herzkatheter, mit dessen Hilfe verengte Gefäße erweitert werden, oder einer Bypass-Operation, die zerstörte Gefäße ersetzt, treten anschließend fast immer Ängste und depressive Verstimmungen auf. Das ist normal. Mithilfe der Homöopathie vergehen sie schneller und sanfter. Fragen Sie einen Experten (siehe Adressen, Seite 123).

SPIGELIA – ein Typ für Herzschmerz

Spigelia, der Wurmfarn, ist ein wichtiges Mittel bei Herzerkrankungen. Sie werden vornehmlich ausgelöst durch Streit, Schock und Enttäuschung. Die Seele dieser Menschen steht unter einer enormen Spannung: Einerseits sind sie sehr erregbar und geraten leicht außer sich; andererseits können sie wie gelähmt sein, unfähig zu weinen, und selbst unter extremen Umständen wirken Sie sehr gefasst. Das tatsächliche Ausmaß des inneren Aufruhrs zeigt sich erst durch ganz akute, plötzlich auftretende Zustände mit Angst, stürmischem Herzklopfen und heftigen Herzschmerzen, die zu Brust, Rücken und linkem Arm ausstrahlen. Alle Körperteile fühlen sich kalt an, Sie schaudern. Tiefes Atmen verschlimmert Ihre Symptome. Im Akutfall sofort einen Notarzt rufen!

Bei Spigelia verschlimmern sich die Beschwerden tagsüber. Neben Schmerzen (meist linksseitig) treten allgemeine Unruhe, Schlafstörungen und schwere Träume auf. Schon die geringste Bewegung, Erschütterung oder Berührung verschlechtert alle Beschwerden.

KENNZEICHEN: ANGST VOR SPITZEM
Ein besonderes Symptom von Spigelia ist die Furcht vor spitzen Gegenständen wie Nadeln oder Heftklammern, wie man es ähnlich nur im Mittelbild der homöopathischen Arznei Silicea findet.

Typische Symptome
> Gewaltiges Herzklopfen
> Herzjagen zusammen mit ekelhaftem Mundgeruch
> Entzündung des bindegewebigen Herzbeutels (Perikarditis) mit Atemnot und stechenden Schmerzen
> Aufgrund Ihrer Atemnot müssen Sie sich mit erhöhtem Kopf auf die rechte Seite legen
> Rheumatische, entzündliche Erkrankung des Herzens (Karditis)
> Zittriger Puls, die ganze linke Seite schmerzt

Weitere wichtige Einsatzgebiete
> Migräne und Trigeminusneuralgie (meist linksseitig)
> Heftige Schmerzen um die Augen bis tief in die Höhlen

Modalitäten
Verschlechterung durch Bewegung, Berührung, Erschütterung, Lärm, Drehen oder Waschen. Besserung durch Liegen auf der rechten Seite mit erhöhtem Kopf, Einatmen.

GLONOINUM – immer unter Dampf

Glonoinum (Nitroglycerin): Wer dieses Mittel braucht, ist so explosiv wie der Sprengstoff, aus dem es hergestellt wird. Menschen vom Typ Glonoinum sind extrem reizbar. Der geringste Widerspruch regt sie derart auf, dass die Erregung in einem zusammenschnürenden Kopfschmerz mündet. Sie sind unruhig und müssen fortgesetzt umhergehen. Blutwallungen von unten nach oben treten plötzlich und heftig auf. Das Herz klopft mal schnell, mal langsam, zeitweise unregelmäßig. Stechende Herzschmerzen strahlen zum Rücken aus. Sie empfinden ein Gefühl von Völle, Schwere und Hitze in der Herzgegend.

DIE FRAGE ZUM GESUNDWERDEN

»Was setzt mich stark unter Druck?« Schreiben Sie innerhalb von drei Minuten zehn Antworten zu dieser Frage auf. Besprechen Sie die ersten drei mit Ihrer Familie, um die »Druckpunkte« gemeinsam zu Ihren Gunsten zu verbessern und Sie zu entlasten.

Typische Symptome
> Ihr Herz scheint zu flattern und/oder nur mühsam zu arbeiten
> Sie leiden an Herzklopfen mit Atemnot
> Sie können nicht bergauf gehen, weil jede Anstrengung Blutandrang zu Herz und Kopf sowie Ohnmachtsanfälle verursacht
> Sie spüren das Pochen Ihres Herzens bis in die Fingerspitzen

Weitere wichtige Einsatzgebiete
> Schwerer Kopf, den Sie nicht aufs Kissen legen können
> Verwirrung mit Schwindelgefühl, Sie erkennen vertraute Orte nicht wieder
> Klopfende Schmerzen auch im Kopf, der sich häufig zu groß anfühlt

Modalitäten
Verschlechterung in der Sonne und durch Sonneneinstrahlung, durch Gas oder offenes Feuer, beim Bücken, durch Erschütterung, Haareschneiden, Pfirsiche und Stimulanzien, Liegen auf der linken Seite, von 6 Uhr morgens bis mittags. Besserung durch Branntwein.

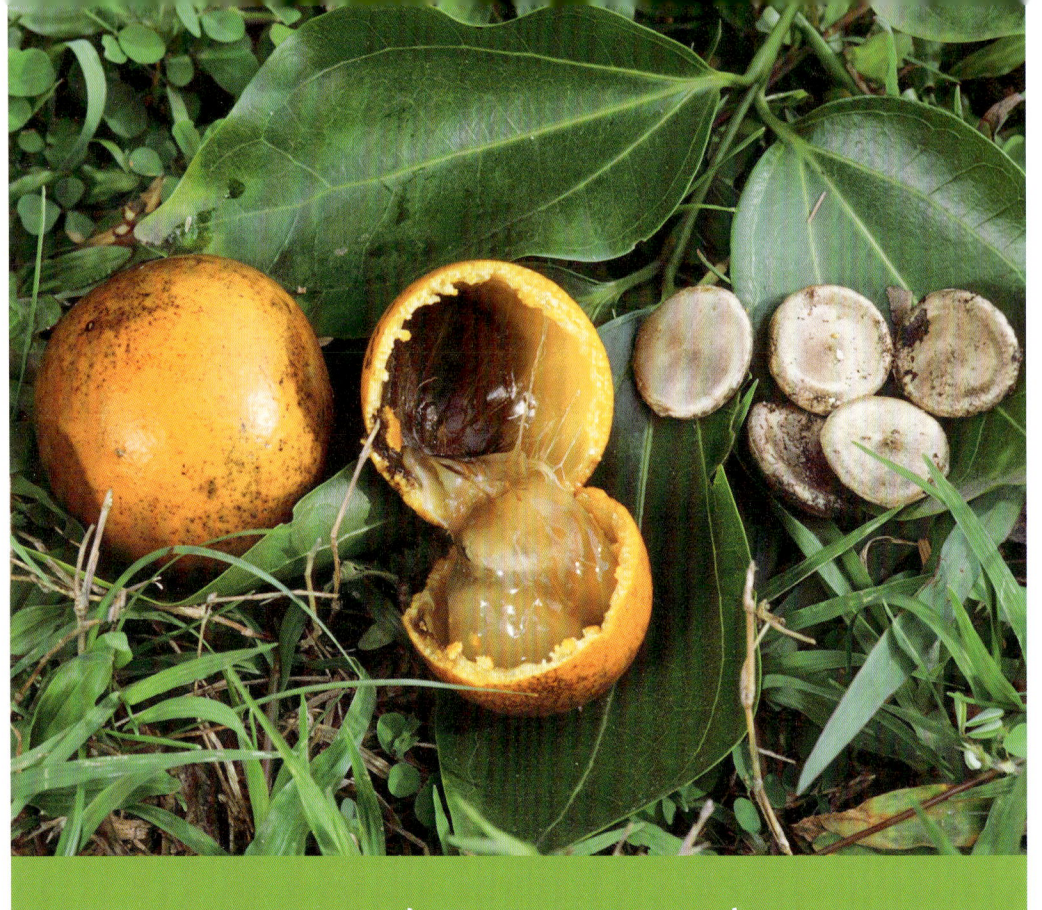

Magen und Darm: Haben Sie zu viel zu verdauen?

Haben Sie schon einmal einen Tag ganz bewusst Ihrem Bauch gewidmet? Ihm zugehört? Seine unterschiedlichen Reaktionen beobachtet? Ein Geschäftspartner raunzt Sie schlecht gelaunt an. Schon liegt Ihnen »ein Stein im Magen«. Oder Sie sitzen vor dem Telefon und warten auf den Anruf Ihrer neuen Liebe. Schmetterlinge im Bauch wechseln sich ab mit Hunger auf Schokolade oder einem geräuschvollen inneren Gerumpel, als ob Sie der Wolf wären und die sieben Geißlein verschluckt hätten. Oder Sie müssen zum Zahnarzt, vor dem Sie Angst haben. Drei Stunden vor dem Termin bekommen Sie Durchfall.

Das Geflecht von Nervenzellen in unserem Bauch ist genauso aktiv wie das in unserem Gehirn. »Ich habe eine Menge zu verdauen« sagen wir, wenn wir gerade eine schwere Zeit durchmachen. Und der Magen reagiert entsprechend mit Übelkeit oder Krämpfen (Überreizung), der Darm mit Durchfall (Angst) oder Verstopfung (Festhalten).

In der Homöopathie haben sich drei Arzneien für den Bauch besonders bewährt: Nux vomica (Seite 64) für den gestressten Manager-Typ, dem seine seelische und körperliche Überreizung wie ein Stein im Magen liegt. Arsenicum album (Seite 66), wenn Sie übersensibel auf Bakterien, fremdartiges, ungewohntes Essen und schlechte hygienische Bedingungen reagieren. Lycopodium (Seite 67) für alle, die reichlich aufgebläht sind – nicht nur im physischen Sinne.

Ihr Bauch ist ein intelligentes Wesen. Er erfasst die Wahrheit oft sogar schneller als Ihr Gehirn. In Ihren Bauchorganen wird entschieden, was wo am effektivsten eingesetzt wird, über welche Kanäle Stoffwechselinformationen fließen und wohin wann wie viele Nährstoffe verteilt werden. Und der Darm steuert zu fast 70 Prozent unser Immunsystem (Seite 68).

Der Volksmund sagt, dass wir Ärger und Angst »in uns hineinfressen«. Diese heruntergeschluckten Emotionen können dafür sorgen, dass die Magensäure schließlich Löcher in die Magenwände frisst. Assistenz bekommt sie dabei von Bakterien, allen voran Helicobacter pylori. Woran liegt es, wenn sie bei manchen Menschen rabiat werden, bei anderen aber nicht? Wenn Ihre Seele nicht sagen kann »Das ist mir zu viel« (oder auch zu wenig), setzt Ihre Schwachstelle Magen beziehungsweise Ihr Darm Sie bald davon in Kenntnis. Homöopathie kann Ihrem Verdauungstrakt helfen, sein sensibles Nervenkostüm zu glätten.

MAGENPROBLEME UND VERHALTEN

Es gibt drei Typen mit dem Gefühl »Stein im Magen«. Sie lassen sich voneinander in ihrem Verhalten unterscheiden:

> **Nux vomica** (Seite 64) neigt dazu, anderen ihre Fehler vorzuwerfen.
> **Bryonia** (Seite 75) muss die ganze Zeit über seine Geschäfte nachdenken.
> **Arsenicum album** (Seite 66) reagiert bei Widerspruch eiskalt und sagt, dass alle anderen ebenfalls exakt seiner Meinung wären.

NUX VOMICA – wie ein Stein im Magen

Nux vomica, die Brechnuss (Foto Seite 62), hat als wichtigste homöopathische Katerarznei Weltruhm erlangt. Der Typ, der sie braucht, gleicht einer gespannten Feder mit einem empfindlichen Magen-Darm-Kanal. Meist sind Männer betroffen, die aktiv im Leben stehen, oft in führender Position. Sie spüren den täglichen Termindruck und den dadurch bedingten Zeitmangel bis hin zur Überforderung. Nux vomica ist zur wichtigsten Arznei unserer Multitasking-Gesellschaft geworden und wird zunehmend auch von Frauen benötigt, die Familie und Karriere unter einen Hut bringen müssen: immer präsent, immer unter Strom und schließlich immer genervt. Diese nervliche Überreizung führt zur Überempfindlichkeit gegen Geräusche, Gerüche und sogar Licht. Jedes harmlose Wort kann sie beleidigen und zu Gefühlsausbrüchen führen – aber auch zu Ängstlichkeit. Zur Kompensation greifen sie zu Alkohol, Tabak oder besonders üppigem Essen. Dies wiederum nimmt dann ihr Magen übel. Der Stress der Seele hat zu einem Dominoeffekt im Körper geführt. Die Magengegend wird empfindlich und verträgt noch nicht einmal das Auflegen der Hand, erst recht keine enge Kleidung.

Das vegetative Nervensystem ist nun gestört. Dadurch funktioniert die Verdauung nicht mehr. Sie leiden an Sodbrennen, besonders nach Genuss von sauren und fetten Speisen. Oft ist Ihnen übel bis zum Erbrechen, meistens am Morgen. Und dann tritt auch noch das Gefühl auf, als hätten Sie einen drückenden Stein im Magen. Diese Empfindung zeigt Ihnen, dass Sie sich überfordert haben und nun der ganze Verdauungsapparat darauf antwortet. Die Störung betrifft meist auch noch den gesamten Darmkanal. Am After bilden sich Verkrampfungen mit Stuhldrang, der aber erfolglos beziehungsweise unvollständig bleibt. Damit beginnt oft eine hartnäckige Verstopfung, die mit Durchfällen abwechseln kann. Als Ergebnis entstehen oft äußerst schmerzhafte und juckende Hämorrhoiden.

DIE FRAGE ZUM GESUNDWERDEN

»Wem will ich eigentlich etwas beweisen?« Nux-vomica-, Arsenicum-album- und Lycopodium-Typen sind von brennendem Ehrgeiz getrieben. Die Reflexion über die Motivation dahinter kann ihnen helfen, das starre Festhalten an eigenen Vorstellungen etwas zu lockern und so innere Verspannungen zu lösen.

Typische Symptome
> Morgendliche Übelkeit nach dem Essen
> Magengegend ist sehr druckempfindlich
> Oberbauch ist mehrere Stunden nach dem Essen aufgebläht, mit Druck wie von einem Stein im Magen
> Bauchwände fühlen sich wie zerschlagen an
> Blähungen mit krampfartiger Kolik
> Geschwollene Leber mit Stichen und Schmerzhaftigkeit
> Stuhldrang ist häufig, aber vergeblich, oder Sie können nur kleine Mengen entleeren
> Schwäche in der Leistengegend, Leistenbruch
> Juckende, schmerzhafte Hämorrhoiden

Weitere wichtige Einsatzgebiete
> Hinterkopfschmerz mit Schwindel und im Sonnenschein
> Asthmatische Beschwerden morgens oder wenn der Magen voll ist
> Husten mit Kopfweh, als ob der Schädel zerspringt

Modalitäten
Verschlimmerung morgens, durch geistige Anstrengung, nach dem Essen, durch Gewürze, Stimulanzien, Berührung, trockenes Wetter, Kälte. Besserung durch kurzen Schlaf (aber wehe, wenn Sie gestört werden!), abends, durch Ruhe, starken Druck, feuchtwarmes Wetter.

KENNZEICHEN: WUT
Ein sicherer Hinweis auf Nux vomica ist, wenn Sie in den letzten Tagen mehrere große Aufgaben zur gleichen Zeit erledigen mussten und nun bei jeder Kleinigkeit nur noch mit Wutanfällen reagieren.

WICHTIGE MITTEL FÜR DEN MANAGER-MAGEN
> **Robinia** hilft bei saurem Aufstoßen und saurem Erbrechen, wenn Sie insgesamt total sauer sind.
> **Anacardium** hilft bei Leeregefühl im Magen (und Hunger nach Anerkennung), wenn Essen alle Symptome erleichtert.
> **Okoubaka D2** nimmt man vorbeugend zweimal täglich bei Fernreisen zur besseren Verträglichkeit ungewohnter Speisen, aber auch zur Entgiftung von Chemikalien und Medikamenten.

ARSENICUM ALBUM – extrem ängstlich

Wenn Ihr Lebensprinzip perfekte Ordnung ist, könnte Arsenicum album die richtige Arznei für Sie sein. Sie fürchten das Alleinsein, Einbrecher und jegliche Gefahren für Ihre Gesundheit. Durch umfassende Information, penible Genauigkeit und sorgfältige Vorausplanung bis hin zu Zwangshandlungen wie einem Putzfimmel versuchen Sie, Infektionen zu entgehen. Dennoch kommen Ihre Ängste immer wieder und wirken sich besonders nachteilig auf den Magen-Darm-Trakt aus. Nach Aufregungen können Magenschmerzen mit Übelkeit und Erbrechen auftreten, besonders aber Durchfälle mit Schwächegefühl, kolikartigen Leibschmerzen und Todesangst. Die extreme Angst vor Ansteckung führt dazu, dass für diese Menschen die extreme Angst vor Infektionen zu einer sich selbst erfüllenden Prophezeiung wird: Sie werden tatsächlich anfälliger als alle anderen für Viren, Bakterien und grassierende Krankheiten.

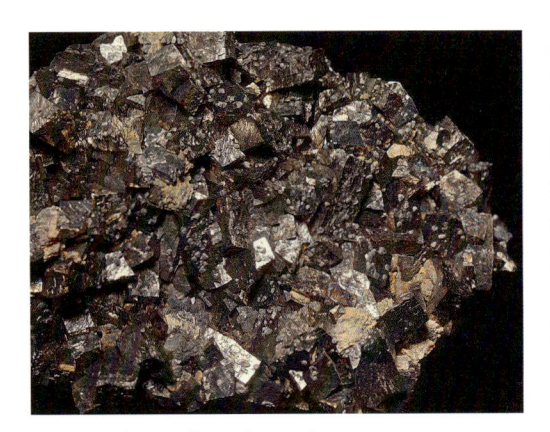

Arsenicum album ist auch ein bewährtes Mittel bei Durchfall und Erbrechen.

Typische Symptome
> Quälende Ruhelosigkeit mit extremer Angst
> Übelkeit, dass man glaubt, man müsse sterben
> Anblick und Geruch von Speisen sind unerträglich
> Böse Folgen von pflanzlicher Kost und wässrigen Früchten

Weitere wichtige Einsatzgebiete
> Erstickungsgefühl in den Atemwegen, Asthma
> Stechende Schmerzen im oberen Drittel der rechten Lunge
> Große Erschöpfung schon bei kleinster Anstrengung

Modalitäten
Verschlechterung durch nasses Wetter, nach Mitternacht, durch Kälte, kaltes Essen und Getränke, am Meer, auf der rechten Seite. Besserung durch Hitze, Hochlage des Kopfes, warme Getränke.

KENNZEICHEN: ZU TODE ERSCHÖPFT
Arsenicum album wirkt bei extremen Zuständen: Blutvergiftung, Lebensmittelvergiftung und wenn die Lebenskraft durch Krankheit so stark nachlässt, dass Sie sich zu Tode erschöpft fühlen.

LYCOPODIUM – ganz schön aufgebläht

Schon wenn der Lycopodium-Typ (Bärlapp) die Praxis betritt, fällt seine Ausstrahlung auf: Er ist erfüllt von dem Gefühl, anderen überlegen zu sein, immer recht zu haben, Macht auszuüben. Das ist die eine Seite seiner Seele. Andererseits kann das auch umschlagen in mangelndes Selbstbewusstsein bis hin zu Schwermut, Unsicherheit, Unschlüssigkeit und dem Hang zu weinen. Typisch ist eine hohe, gewölbte Stirn, die er äußerst gern runzelt. Seine Schwachstelle sind Verdauung und Leber. Er ist so voll von seiner guten Meinung über sich selbst, dass nichts anderes mehr hineinpasst: Schon die kleinste Menge Essen löst Völle aus; außerdem schmeckt sie sauer. Unvollständiges Aufstoßen brennt stundenlang im Schlund. Der Bauch ist gebläht und voll, die Leber empfindlich. Dieser Typ strebt nach Aufstieg, vermeidet den Abbruch von Beziehungen, ist Pragmatiker und deshalb in der Politik oft sehr erfolgreich. Dennoch hält er zu anderen immer Abstand, auch wenn er große Furcht davor hat, allein zu sein.

Typische Symptome
> Große Empfindlichkeit der Leber
> Essen schmeckt sauer; unvollständiges, brennendes Aufstoßen
> Viele Blähungen, die sich verklemmen
> Völlegefühl und Sättigung nach wenigen Bissen
> Sodbrennen, besonders nach dem Genuss von Süßigkeiten

Weitere wichtige Einsatzgebiete
> Brummen und Brausen in den Ohren mit Schwerhörigkeit
> Hämorrhoiden, schmerzhaft bei Berührung
> Impotenz durch fehlende Erektionskraft

Modalitäten
Verschlechterung auf der rechten Seite oder wandernd von rechts nach links beziehungsweise von oben nach unten, von 16 bis 20 Uhr, durch Hitze, Wärme, heiße Luft. Besserung durch Bewegung, nach Mitternacht, durch warmes Essen und Trinken, Kaltwerden, Abgedecktwerden.

KENNZEICHEN: WUTANFÄLLE

Die schlimmen Wutanfälle des Lycopodium-Typs sind berüchtigt. Wenn er ausrastet, dann kann er unflätig schimpfen. Fehler gibt er nicht zu – der Zweck heiligt für ihn die Mittel.

INTERVIEW

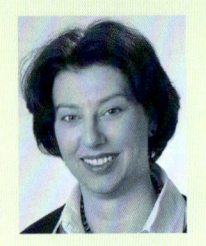

»Abwechslung in der Ernährung ist der Schlüssel für starke Abwehrkräfte«

Interview mit Birgit Blumenschein, Diätassistentin, Dipl.-Medizinpädagogin und Ernährungstherapeutin in Münster, Vizepräsidentin des Netzwerks Ernährungsmedizin Baden-Württemberg

Wenn die Schwachstelle das Immunsystem und man daher anfällig für Infekte ist – kann man das durch die Ernährung positiv beeinflussen?

Unbedingt. Bei Pandemien gibt es immer wieder Menschen, die keine Grippe bekommen. Die Frage ist: Was ist bei ihnen anders?

Und – was ist anders?

Ich bin eine große Anhängerin der Salutogenese (wörtlich: Entstehung der Gesundheit). Inwieweit erkennt ein Mensch, wie er sich für sich selbst gesund organisiert? Wie isst er, trinkt er, um gesund zu bleiben? Arbeitet er fröhlich? Treibt er Sport, ist er glücklich in der Beziehung oder Familie? Die Ernährung ist ein wichtiger Teilaspekt dieses ganzheitlichen Konzepts.

Bedeutet das: Ich muss eine bestimmte Diät halten, um weniger anfällig zu sein, zum Beispiel für Erkältungen?

Nein, es bedeutet vielmehr, so abwechslungsreich wie möglich zu essen, und das bereits im gesunden Zustand. Abwechslung ist der Schlüssel, um den Körper quasi mit allem in ausreichendem Maß zu konfrontieren. Wenn man erst dann mit vielen Vitaminen und Nährstoffen beginnt, wenn man bereits krank ist, hilft das allenfalls als Prävention vor dem nächsten Infekt.

Was ist mit »viel Obst und Gemüse«?

Das ist gut, aber es reicht allein nicht aus, weil auch das wieder zu einseitig wäre. Wir geben gerne die Empfehlung: Wenn 80 Prozent der täglichen Ernährung aus essentiellen Nährstoffen besteht, dann kann man sich bei den anderen 20 Prozent sorgloser verhalten und Lebensmittel essen oder trinken, die eher als ungesund diskutiert werden. Diese »lebensnotwendigen« Nährstoffe beziehen sich pro Tag auf etwa 60 Gramm Glukose (in süßem Obst, Kartoffeln, Brot), 13 Vitamine, 15 Mineralien (beides in abwechslungsreicher Obst-, Getreide- und Gemüsezufuhr), zwei bestimmte Fettsäuren (in Raps- und Leinöl beziehungsweise Sonnenblumen- und Sojaöl), acht bis neun unentbehrliche Aminosäuren (Eiweißbausteine, wie sie in Fisch, Geflügel, Fleisch und Milchprodukten vorkommen) und eine große Menge an sekundären

Pflanzenstoffen, wie sie in Obst, Gemüse und Getreide, jedoch nicht in Vitamintabletten enthalten sind. Dazu ein bis zwei Liter Wasser beziehungsweise kalorienarme Flüssigkeit.

Hat das Immunsystem einen gesonderten Anspruch?

Ja. Es braucht täglich die Vitamine A (zum Beispiel in Möhren, Grünkohl, Spinat, Ei, Milchprodukten), C (zum Beispiel in Zitrusfrüchten, Salat, Broccoli, Paprika, Erdbeeren, Kartoffeln) und E (zum Beispiel in Rapsöl, Olivenöl, Nüssen und Saaten), regelmäßig und aus abwechslungsreichen Quellen!

Was können Frauen für ihre typische Schwachstelle Blase tun?

Viel Beerenobst essen und/oder Sanddorn- und Cranberrysaft trinken, weil darin auch die wichtigen sekundären Pflanzenstoffe enthalten sind. Außerdem Milchsäurebakterien, zum Beispiel aus Joghurt, um die Schleimhäute des Darms zu stärken.

Wie viel Naturjoghurt ohne Zusätze braucht der Mensch?

Jeden Tag einen 150-Gramm-Becher. Sein Wert für das Immunsystem des Darms lässt sich durch kein anderes Lebensmittel ersetzen.

Wie wichtig ist Fleisch für die Abwehr?

Wichtig ist vor allem Eiweiß, zum Beispiel Glutamin – eine wichtige Aminosäure, die die Blutkörperchen in der Immunabwehr unterstützt. Eiweiß ist enthalten in Fleisch, Fisch, Geflügel, Ei, Milch, Getreideprodukten und Hülsenfrüchten.

Welche Nahrungsmittel empfehlen Sie besonders?

Hafer ist in der Getreideauswahl am vollwertigsten, das Verhältnis von Nährstoffen ist optimal. Um die wichtige Linol- und Linolensäure zu bekommen, sind zwei bis drei Esslöffel Rapsöl täglich ideal, zum Beispiel im Salat oder beim Kochen. Sojaprodukte sind auch empfehlenswert.

Wie wirkt sich falsche Ernährung aus?

Menschen, die nicht auf ihre Ernährung und ihr Trinkverhalten achten, gehen das Risiko ein, frühzeitiger und ernsthafter krank zu werden.

Wie lange dauert eine Ernährungsumstellung?

Man kann sein Leben durch die Ernährung von Grund auf ändern. Essen ist mit vielen Emotionen verbunden und lebenslange Gewohnheiten aufzugeben, dauert viele Monate. Doch der Darm spielt mit, auch wenn wir ihn jahrelang ramponiert haben, und er ist der wichtigste Partner in der Veränderung. Wenn dann die Ergebnisse kommen – mehr Gesundheit, bessere Abwehrkräfte, größere seelische Stabilität, erfolgreiche Gewichtskontrolle – ist das mit nichts zu vergleichen!

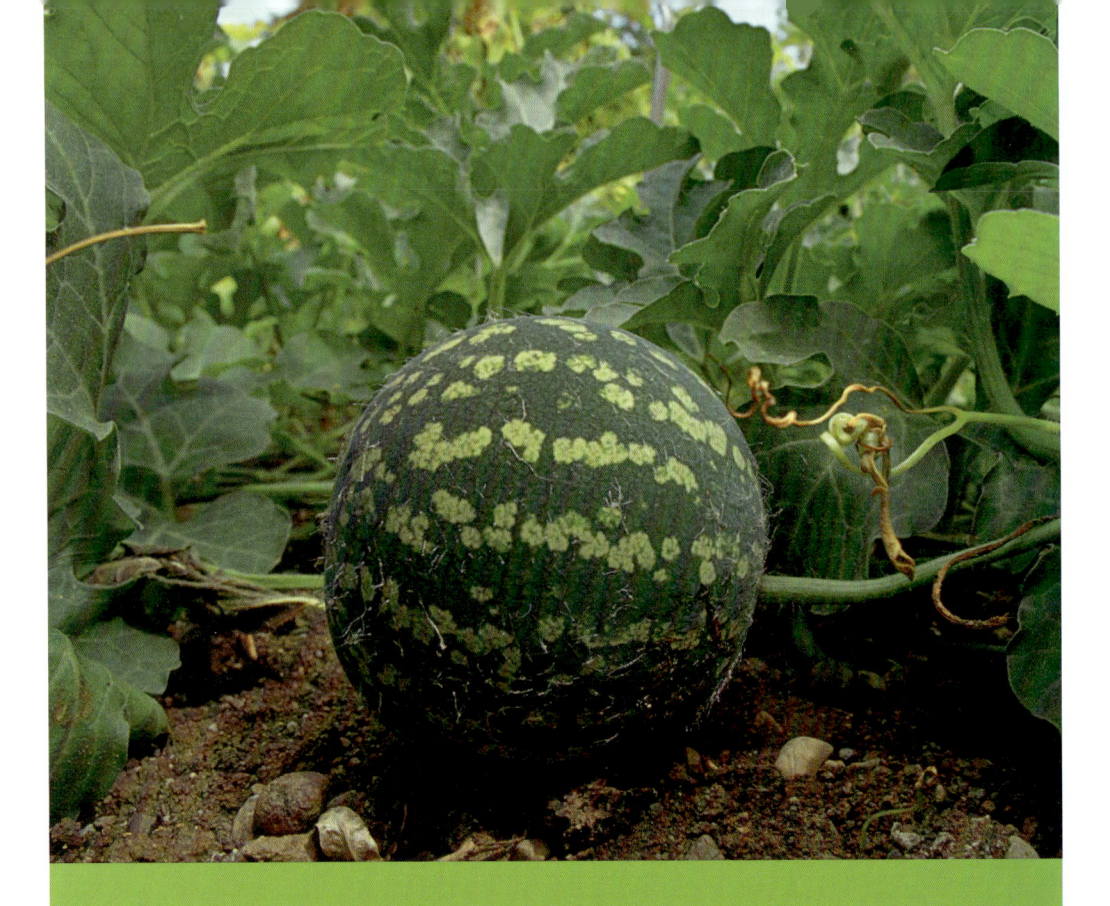

Galle und Leber: Wut und Ärger machen sich Luft

»**Da kommt mir die Galle hoch!**« Wenn Sie diese Empfindung haben, ist es vorbei mit Ihrer Geduld. Die heftigen Emotionen, die mit dieser Schwachstelle dem Volksmund nach verbunden werden, sind so gewaltig wie die Schmerzen, die eine Gallenkolik auslösen kann. Ein echter K.o.-Schlag: Denn wenn sich Gallensteine in Bewegung setzen, sind Sie gezwungen, sich bis auf Weiteres mit aller Liebe und Sorgfalt um den wichtigsten Menschen in Ihrem Leben zu kümmern: sich selbst.

Es wäre schön, wenn man Zorn und Verbitterung einfach auf Knopfdruck abstellen könnte. Das würde nicht nur Ihre Galle freuen, sondern vor allem auch Ihre Seele. Doch die Dinge sind leider etwas komplizierter. Nicht jeder Mensch, der bittere Gedanken mit sich herumschleppt, bekommt Gallensteine. Die Gefahr, dass ihre Wut buchstäblich versteinert, besteht jedoch für die Menschen, die dort ihre Schwachstelle haben.

Folgende Arzneien stehen vorrangig für Galle und Leber zur Verfügung: Wenn man sich vor innerer Empörung in Krämpfen windet, ist Colocynthis (Seite 72) das Mittel der Wahl. Bryonia (Seite 75) ist angezeigt, wenn man sich grün ärgert. Und Mercurius dulcis (Seite 74) hilft, wenn die Leber, wichtigster Partner der Galle im Verdauungsprozess, mit der Entgiftung nicht mehr nachkommt. Dafür kann es neben gelblicher Hautfarbe und dunklen Augenringen weitere Zeichen geben: etwa dass Sie ungewöhnlich müde sind, Ihre Stimmung beständig sinkt und Sie sich nach und nach in einen unzufriedenen, ärgerlichen, cholerischen Zeitgenossen verwandeln. Hahnemanns Medizin kann vielleicht die äußeren Umstände Ihres Leidens nicht verbessern – aber sie sorgt dafür, dass Ihnen die Dinge nicht mehr so an die Substanz gehen.

HEILUNG FÜR KÖRPER, GEIST UND SEELE

Gut 190 000 Menschen in Deutschland wird jedes Jahr die Gallenblase entfernt. Doch ist davon der Ärger weg? Das ist zu bezweifeln. »Wem nützt es, wenn ich jemandem den Blutdruck senke oder seinen Diabetes einstelle – und er führt weiter das Leben, das er im Grunde gar nicht führen will?«

Mit dieser Frage nach den seelischen Konflikten hinter einer Krankheit brachte Dr. Hunter Patch Adams, der berühmte amerikanische Arzt und Krankenhaus-Clown, die Professoren seiner medizinischen Fakultät fast dazu, ihn von der Uni zu werfen. Doch mit der gleichen Erkenntnis hat er auch unzähligen Menschen eine neue Heilungsperspektive gegeben. Damit liegt er nicht nur auf einer Linie mit Hahnemanns Denkansatz, sondern auch mit der Traditionellen Chinesischen Medizin (Seite 114) und dem indischen Ayurveda (Seite 118). Alle drei Verfahren stellen die Frage, wie man einen Menschen wirklich von innen heraus heilen kann.

COLOCYNTHIS – winden Sie sich in Krämpfen?

Colocynthis (Foto Seite 70), das aus der grünen Koloquinte gewonnen wird, ist die wichtigste »Empörungs-Arznei«, wenn heftigster Ärger über jemanden oder eine Sache, die Sie aus dem Gleichgewicht gebracht hat, Krämpfe im Bauchbereich ausgelöst haben. Sie werden bereits zornig, wenn Sie jemand auch nur etwas fragt. Sie haben schneidende Schmerzen, winden sich und leiden an einem Gefühl von Einklemmung, als seien Sie in Eisenbänder eingespannt.

Menschen, denen das Mittel Colocynthis helfen kann, sind von Natur aus sehr reizbar und können sich mächtig aufregen. Das bekommt ihnen jedoch schlecht – denn ihr Ärger schlägt sich schnell auf den Magen und die Bauchorgane. Ihrem äußerst zornigen und entrüsteten Zustand entsprechend, schmeckt für sie alles bitter. Quälende Bauchschmerzen mit Neigung zu Krämpfen und Koliken, ganz besonders auch der Gallenwege, sind typisch für diese Patienten. Aber auch Ischiasschmerzen gehören, wenn die auslösenden Faktoren stimmen, zu den wichtigsten Einsatzgebieten. Oft genug strahlen Bauchschmerzen und Koliken in den Rücken aus, weil sie zu extremen Muskelverspannungen führen – und umgekehrt. Die körperlichen Beschwerden folgen in der Regel auf Zorn erregende Ereignisse.

Wenn die Schmerzen (häufig in regelmäßigen Anfällen) kommen, muss sich der Patient zusammenkrümmen. Druck und Wärme auf dem schmerzhaften Bauch bessern seine Beschwerden. Diese verschlimmern sich dagegen durch Essen oder Trinken, durch leichte Berührung sowie abends und nachts.

Typische Symptome

> Qualvolle, schneidende Schmerzen, bei denen sich die Betroffenen krümmen
> Gefühl, als würden Steine im Bauch gegeneinandergedrückt, bis sie bersten

---

DIE FRAGE ZUM GESUNDWERDEN

»Ich bekomme öfter einen Koller, weil ...« Schreiben Sie drei Dinge auf, die Ihnen spontan zu diesem Satzanfang einfallen. Auf diese Weise gewinnen Sie Abstand zu dem, was Sie in Rage bringt, und können in Ruhe überlegen, wie Sie Ihren Ärger so nach außen kommunizieren, dass Sie nicht länger Ihre Gesundheit aufs Spiel setzen.

Galle und Leber: Wut und Ärger machen sich Luft 73

WEITERE ARTEN VON WUTANFÄLLEN
> **Nux vomica** (Seite 64) ist das Mittel für den explosiven Führungstyp: Er geht immer gleich in die Luft, möchte der Anführer sein und kann Widerspruch nicht ertragen.
> **Staphisagria** (Seite 46) passt zum Typ, der alles unendlich lange erträgt – bis er plötzlich anfängt, mit Tellern zu werfen, oder den Raum türenknallend verlässt.
> **Lycopodium** (Seite 67) ist angezeigt, wenn Sie den Druck aus der Chefetage nach unten weitergeben.

> Kolik mit Krämpfen in den Waden
> Schneidende Schmerzen im Bauch, ausgelöst durch Ärger

Weitere wichtige Einsatzgebiete
> Immer wieder Durchfall, sobald Sie essen oder trinken
> Bohrende Schmerzen im Eierstock, sodass Sie sich krümmen
> Krampfartiger Schmerz in der Hüfte

Modalitäten
Verschlechterung durch Ärger und Entrüstung. Besserung, wenn Sie sich krümmen, durch harten Druck, Wärme, im Liegen mit nach vorn gebeugtem Kopf.

GU-ERFOLGSTIPP   LEBERWICKEL

Füllen Sie eine Wärmflasche flach mit heißem Wasser, wickeln Sie ein feuchtes Leintuch darum, legen Sie den Wickel am Rücken auf die Lebergegend (unter dem rechten Rippenbogen) und decken Sie ihn mit einem Badetuch ab. Die beste Zeit für einen Leberwickel ist mittags, während Sie eine Stunde ruhen. Die Durchblutung wird auf diese Weise gefördert und die Entgiftung angeregt.
Diese Maßnahme sollten Sie ungefähr eine Woche lang täglich zur gleichen Zeit durchführen. Damit können Sie die bestmögliche Wirkung erzielen.

MERCURIUS DULCIS – das geht auf die Leber

Menschen, zu denen die homöopathische Arznei Mercurius dulcis (Calomel) passt, wirken verschlossen, ängstlich und ruhelos. Sie leiden nicht selten an einem Zwiespalt – gute Mutter und gleichzeitig ehrgeizig im Beruf – und stellen eiserne Regeln auf, um ihr Ziel zu erreichen. Oft haben sie diese Regeln selbst als Kind so erlebt. Ihre Schwachstelle: Leber und Galle. Diese Patient(inn)en fallen sofort durch ihr blasses, aufgedunsenes Gesicht und eine schlaffe und schlecht durchblutete Haut auf. Die Lebergegend im rechten Oberbauch ist druckempfindlich, der ganze Bauch aufgetrieben und heiß. Im Inneren spüren sie immer wieder kneifende Schmerzen. Oft kommt es zur Steinbildung in der Gallenblase oder auch in den Nieren mit möglichen Koliken. Auch bei Gallenstauungen aus anderen Gründen wirkt Calomel sehr zuverlässig. Ebenso findet es Einsatz bei Leberzirrhose – doch in einem solchen Fall sollten Sie einen erfahrenen Homöopathen aufsuchen. Nach Erkältung oder unverträglichen Nahrungsmitteln, besonders im Sommer, leidet der Patient unter grün gefärbten Durchfällen mit ständigem Stuhldrang. Die Durchfälle sind so scharf, dass sie wund machen; manchmal wechseln sie mit Verstopfung ab.

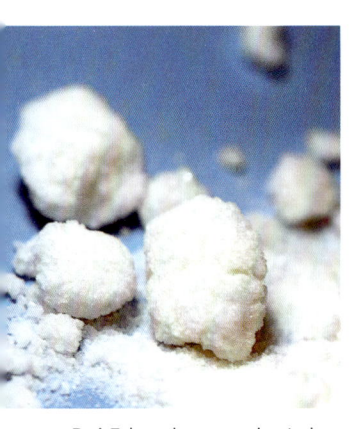

Bei Erkrankungen der Leber kommt häufig Mercurius dulcis zum Einsatz.

Typische Symptome
> Vorübergehende Gallenkoliken
> Gallenblasenentzündung und Gallestauung
> Schmerzen erscheinen krampfhaft und in Wellen
> Ödeme als Folge von kombinierten Herz- und Nierenerkrankungen, besonders mit Gelbsucht
> Leberzirrhose, Hepatitis, Leberschwäche

Weitere wichtige Einsatzgebiete
> Übelkeit und Erbrechen, der Bauch ist blass und aufgetrieben
> Blutige, mit Galle bedeckte Stühle

Modalitäten
Verschlechterung durch Kälte und Nässe. Besserung durch Ruhe und gleichmäßige Temperaturen.

BRYONIA – ich ärgere mich grün und gelb

Bryonia, die Zaunrübe, wirkt besonders gut auf reizbare und leicht verstimmte Menschen. Durch diesen Seelenzustand können, wie bei Colocynthis, ebenfalls Gallenkoliken ausgelöst werden. Und ebenso bessern sich die Schmerzen durch Druck, genauer gesagt durch Liegen auf der betroffenen Seite. Doch im Gegensatz zu Colocynthis verschlimmert Wärme und vor allem jede, auch die geringste Bewegung die Beschwerden.

Im Leben eines Bryonia-Patienten spielt die Furcht vor Armut eine zentrale Rolle. Er kann unendlich lange über seine finanzielle Lage nachdenken und sich Sorgen machen. Trotz gesundheitlicher Probleme schleppt er sich zur Arbeit, um nur ja den Job nicht zu verlieren. Er befürchtet, dass er vielleicht nie mehr gesund wird. Die Schmerzen, die nach diesem Mittel verlangen, können äußerst heftig sein: Sie brennen, stechen und reißen. Wenn Sie in diesem Zustand sind, möchten Sie allein gelassen und nicht angesprochen werden.

Typische Symptome
> Die Speisen schmecken nicht selten bitter
> Galle und Wasser werden nach dem Essen sofort erbrochen
> Die Gegend um die Leber ist geschwollen und schmerzhaft gespannt, der Oberbauch berührungsempfindlich

Weitere wichtige Einsatzgebiete
> Brennende Schmerzen und Stiche
> Generelle Trockenheit der Schleimhäute
> Verstopfung, harte, trockene Stühle, wie verbrannt

Modalitäten
Verschlechterung durch Wärme, jede noch so kleine Bewegung, Berührung, Anstrengung, heißes Wetter; nach dem Essen. Besserung durch Liegen auf der schmerzhaften Seite, Druck, Ruhe, kalte Dinge.

KENNZEICHEN: BEDÜRFNIS NACH NÄHE
Im Gegensatz zum Bryonia-Patienten, der einfach nur in Ruhe gelassen werden will, sehnt sich der Pulsatilla-Mensch (Seite 78) nach Trost und Zuwendung und der Arsenicum-Mensch (Seite 66), der sich gern unterhalten lässt, nach Gesellschaft.

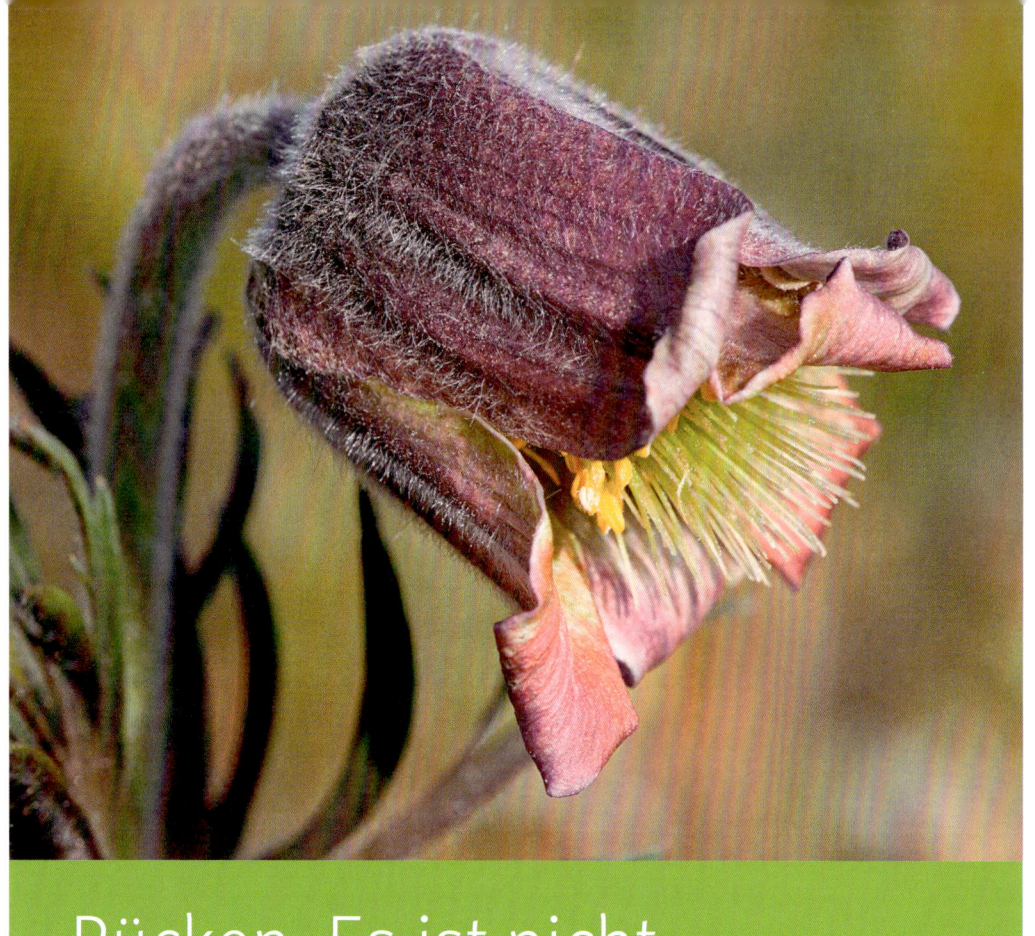

Rücken: Es ist nicht länger zu ertragen!

Der Rücken ist die Spielwiese der Seele: Denn im Nervengeflecht der Wirbelsäule, die über das Rückenmark unmittelbar mit unserem Gehirn verbunden ist, verheddern sich Belastungen nur allzu leicht. Dabei sind Menschen mit der Schwachstelle Rücken nicht etwa übersensibel. Sie haben einfach nur das Schicksal, dass ihr Stress sich in erster Linie am Stamm ihres Daseins (der Wirbelsäule) und an den dort abzweigenden unzähligen (Nerven-)Ästen niederschlägt.

Hightech-Medizin macht heutzutage den Blick in jeden Winkel unseres Inneren möglich. Magnetresonanztomografie, Computertomografie, Röntgen: Nirgendwo werden so viele Bilder gemacht wie bei Rückenschmerzen. »Zu viele Bilder«, findet Prof. Dr. Dietrich Grönemeyer, obwohl er genau auf diesem High-Tech-Sektor zur Weltspitze zählt. Denn die Bilder geben in ungezählten Fällen nicht die Antwort, nach der alle suchen. Verrutschte Bandscheiben, im Bild deutlich sichtbar, lösen bei manchen Menschen keinerlei Beschwerden aus. Bei anderen sieht man absolut nichts – und sie vergehen fast vor Schmerzen.

Nur auf den Körper zu schauen, reicht jedenfalls aus ganzheitlicher Sicht nicht aus. Denn selbst bei rein seelischer Belastung treten häufig Schmerzen im Wirbelsäulenbereich auf. Der Körper will uns damit sagen: »Ich kann die Last nicht mehr (er)tragen«. Die innere Balance ist abhandengekommen, wenn der Rücken sich zu Wort meldet. Die Homöopathie setzt, ebenso wie die Akupunktur (Seite 114), bei dem an, was der Patient innerlich empfindet: Ist es das Gefühl, die Last der Welt auf den Schultern zu tragen, deutet dies auf das Mittel Pulsatilla (Seite 78) hin. Wenn Sie von übergroßer Anstrengung bis in Ihre Träume verfolgt werden, ist Rhus toxicodendron (Seite 80) angezeigt. Wenn Ihre Verzweiflung und Ihre Schmerzen so tief gehen, dass Sie das Leben einfach nicht mehr ertragen, ist dies ein Hinweis für Aurum (Seite 81).

RÜCKENBESCHWERDEN – JEDER ZWEITE IST BETROFFEN

Durch die direkte Rückkopplung zwischen Seele und Körper und die entwicklungsgeschichtlichen Ursachen ist die Wirbelsäule inzwischen zu einer der häufigsten Schwachstellen des modernen Menschen geworden. Zum aufrechten Gang und der Zunahme der Körpergröße kommt der so weit verbreitete Bewegungsmangel in Kombination mit Übergewicht und Fehlhaltungen, zum Beispiel am Computer. Rückenschmerzen und Bewegungseinschränkungen, die durch Bandscheibenschäden und Verschleißerkrankungen im Wirbelbereich hervorgerufen werden, haben sich zu einer regelrechten Epidemie ausgewachsen: Jeder Zweite ist in Deutschland in mehr oder minder schwerer Form davon betroffen.

PULSATILLA – die Last der Welt auf Ihren Schultern

Pulsatilla – die Küchenschelle (Foto Seite 76) – passt besonders gut zu der Kindfrau, die nicht erwachsen werden möchte und gezielt Schutz beim Ehepartner sucht. Sie leidet unter einer Überfülle von stetig wechselnden Emotionen, die ihr bisweilen den Blick auf die Realität verstellen und nur durch ein für den anderen übergroßes Maß an Zuwendung zu beruhigen sind. So wie die Pulsatilla-Pflanze bei jedem Windhauch ihre Position verändert, wechselt bei ihr die Stimmung von »himmelhoch jauchzend« bis »zu Tode betrübt«. Auch körperliche Symptome ziehen von einem Ort zum anderen: Mal schmerzt es hier, mal dort.

Dieser Typ Frau hat eine angenehme Ausstrahlung. Sie ist weich, nachgiebig, mitfühlend und anhänglich. Tolerant lässt sie die Meinung anderer gelten – hält aber trotzdem an ihrer eigenen fest. Die stark ausgeprägte, sanftmütige Mütterlichkeit und die Hingabe an die »klassische Rolle der Frau« (Kinder, Küche, Kirche) finden sich bei keiner anderen homöopathischen Arznei in dieser Konzentration. Selbstverwirklichung ohne Beziehung und Familie ist für diesen Typ kaum vorstellbar. Und solange sie sich in ihrem Element bewegt, ist sie zufrieden und ausgeglichen und vom Temperament her wenig kämpferisch. Doch Pulsatilla-Frauen sind auch leicht zu kränken, wenn man ihnen (ihrer Meinung nach) nicht genügend Aufmerksamkeit schenkt. Das ist der seelische Hauptauslöser ihrer Symptome. In einem solchen Fall kann ihre Stimmung rasch umschlagen. Sie weinen, bekommen schlechte Laune, werden hypochondrisch und jammern, um bei der Umgebung Mitgefühl auszulösen. Nach der Geburt der Kinder, für die sie sich hingebungsvoll einsetzen, nehmen sie, ihrer ausgeprägten Mütterlichkeit entsprechend, die ganze Last der Welt auf ihre Schultern. Wird ihr Einsatz jedoch nicht gewürdigt, oder die körperliche Strapaze zu groß (vielleicht sogar beides), stellen sich oft Rückenschmerzen ein. Erste kör-

DIE FRAGE ZUM GESUNDWERDEN

»Wodurch kann ich mich entlasten?« Überlastung oder Fehlbelastung ist das zentrale Rücken- und gleichzeitig Seelenthema. Eine bessere Lastenverteilung und Entlastung in Ihrem Leben mithilfe von Familie und Freunden ist deshalb ein unumgänglicher Schritt. Sie müssen lernen, um Hilfe zu bitten.

perliche und auch Gemütssymptome, wie sie oben beschrieben sind, beginnen beim Pulsatilla-Typ meist schon in der Pubertät. In der symbiotischen Phase nach einer Geburt tauchen sie wieder auf und verstärken sich erneut nach den Wechseljahren. Sie zeigen also eine deutliche Abhängigkeit von der jeweiligen hormonellen Phase der Frau.

Typische Symptome
> Stechende Schmerzen im Nacken
> Schmerzen zwischen den Schultern
> Das Kreuzbein schmerzt nach dem Sitzen
> Ziehender, gespannter Schmerz in Ober- und Unterschenkeln, der Sie schlaflos, ruhelos und fröstelig macht

Weitere wichtige Einsatzgebiete
> Schmerz in den Gliedern, die rasch den Ort wechseln
> Trockener Husten abends und nachts
> Kopfschmerz, der in der rechten Schläfenregion beginnt, eventuell mit Tränenfluss auf der betroffenen Seite

Modalitäten
Verschlechterung durch Hitze, schweres und fettes Essen, im warmen Zimmer, durch Liegen auf der linken Seite, wenn Sie die Füße nach unten hängen lassen. Besserung im Freien, durch Bewegung und kalte Anwendungen, Genuss von kalten Speisen und kalten Getränken.

KENNZEICHEN: ESSEN UND TRINKEN
Pulsatilla-Frauen haben eine Abneigung gegen fette Speisen. Von Obst, Eiscreme und Schweinefleisch bekommen sie Durchfall. Sie haben oft einen trockenen Mund, aber keinen Durst.

WICHTIGE MITTEL BEI STIMMUNGSSCHWANKUNGEN
> **Cimicifuga** hilft, wenn Sie unter großer Niedergeschlagenheit leiden und von drohendem Unheil träumen.
> **Lachesis** hilft Menschen, die ihren Druck und Ärger durch unaufhörliches Reden abbauen müssen.
> **Ignatia** ist die wichtigste Arznei, wenn Sie besonders in der Liebe zu großen Dramen neigen und hysterisch reagieren.

RHUS TOXICODENDRON – geschieht vielleicht etwas hinter meinem Rücken?

Der Mensch, der die Arznei Rhus toxicodendron – Giftsumach – braucht, ist traurig und ängstlich, macht sich Sorgen um die Zukunft, um seine Angehörigen und Geschäfte. Besonders nachts in der Dunkelheit fühlt er sich bedroht. Er glaubt, hinter seinem Rücken würden sich bedrohliche Dinge abspielen, meint beobachtet oder vergiftet zu werden. Nicht nur seine Sehnen sind steif – er ist auch gefühlsmäßig versteift, wirkt dadurch oft kühl und kann seine Empfindungen nicht äußern. Dieser Typ neigt zu rheumatischen Entzündungen besonders der Sehnen und Bänder. Davon ist auch die Wirbelsäule stark betroffen. Trotz allgemeiner Erschöpfung sind Sie, wenn Sie diese Arznei brauchen, ruhelos und müssen sich immerzu bewegen. Nur dann sind Ihre Beschwerden erträglich. Zugluft, Durchnässung und nasskaltes Wetter lösen diese Krankheitssymptome aus, während Wärme bessert.

Typische Symptome
> Beim Schlucken Schmerzen zwischen den Schultern
> Schmerz und Steifheit im Kreuz
> Reißende Schmerzen in Sehnen und Bändern
> Glieder sind steif, wie gelähmt
> Ischialgie

Weitere wichtige Einsatzgebiete
> Heftiges Jucken, Nesselausschlag und Herpes der Haut
> Bindegewebsentzündung

Modalitäten

Verschlechterung während des Schlafs, durch kaltes, nasses, regnerisches Wetter, nachts, durch Ruhe, Liegen auf dem Rücken und der rechten Seite. Besserung durch Bewegung, Gehen, Reiben, warmes, trockenes Wetter, warme Anwendungen.

RESCUE CREME

Der englische Arzt Dr. Edward Bach entwickelte Anfang des 20. Jahrhunderts die nach ihm benannte Bach-Blütentherapie. Seine Rescue Creme setzt sich aus verschiedenen Blütenessenzen zusammen und heilt die Haut und die darunterliegenden Gewebe. Sie wirkt auch Wunder gegen Verbrennungen. Bitte nur bei geschlossenen Verletzungen anwenden!

AURUM – wenn Sie das Leben nicht mehr ertragen

Eigentlich könnte der Mensch, dem die Arznei Aurum (Gold) helfen kann, stolz auf sich sein: Er hat oft viel geleistet und verfügt zudem über eine immense Disziplin. Doch trotz seiner Erfolge zieht er eine negative Lebensbilanz und ist mit seinen Verhältnissen und Leistungen nicht zufrieden. Er sieht überall Hindernisse, die teils durch ein tatsächlich widriges Schicksal, teils aber auch durch ihn selbst hervorgerufen scheinen. Diese Umstände führen ihn immer tiefer in die Selbstverurteilung und Desillusionierung. Er ist nicht fähig, seine Erwartungen an sich selbst und andere herunterzuschrauben und die eigene Leistung anzuerkennen. Durch sein vermeintliches Versagen fühlt er sich tief gekränkt. Er wird zunehmend reizbarer mit Zorn und Streitsucht, später dann depressiv und mutlos. Schließlich entwickelt er eine tiefe Abscheu vor dem Leben.

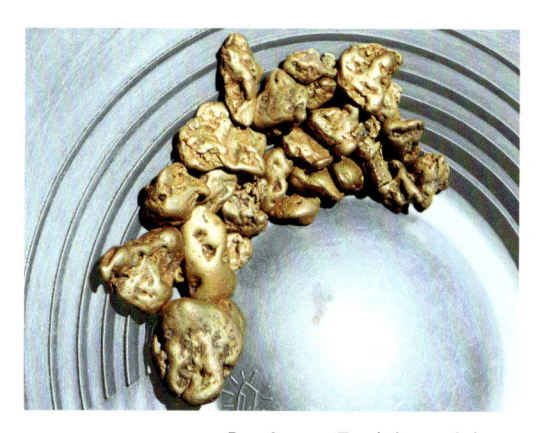

Der Aurum-Typ leistet viel – und leidet dennoch unter Versagensgefühlen.

Typische Symptome
> Reißende, lähmende Schmerzen in den Gelenken
> Spannung im Nacken, als seien die Muskeln zu kurz
> Schmerzen im Lumbalbereich, als seien Sie ermüdet
> Die Sehnen der Lendenmuskeln sind so schmerzhaft, dass Sie die Oberschenkel nicht heben können; wie gelähmt

Weitere wichtige Einsatzgebiete
> Heftiger Kopfschmerz mit Drücken, Dröhnen und Schwindel
> Gefühl, als würde das Herz für ein paar Sekunden aussetzen

Modalitäten
Verschlechterung durch Kaltwerden, bei kaltem Wetter, von Sonnenuntergang bis Sonnenaufgang; viele Beschwerden treten nur im Winter auf. Besserung abends, durch Bewegung, Warmwerden, Musik.

GU-ERFOLGSTIPP

ERSTE HILFE BEI HEXENSCHUSS

Bei Hexenschuss sollten Sie eine Stunde lang alle zehn Minuten 5 Globuli Aconitum D12 einnehmen und sofort Rescue Creme (Seite 80) auf die betroffene Partie auftragen. Ein Aspirin bewirkt zudem, dass keine Muskelverspannungen entstehen.

Gelenke: Steif wie ein Brett

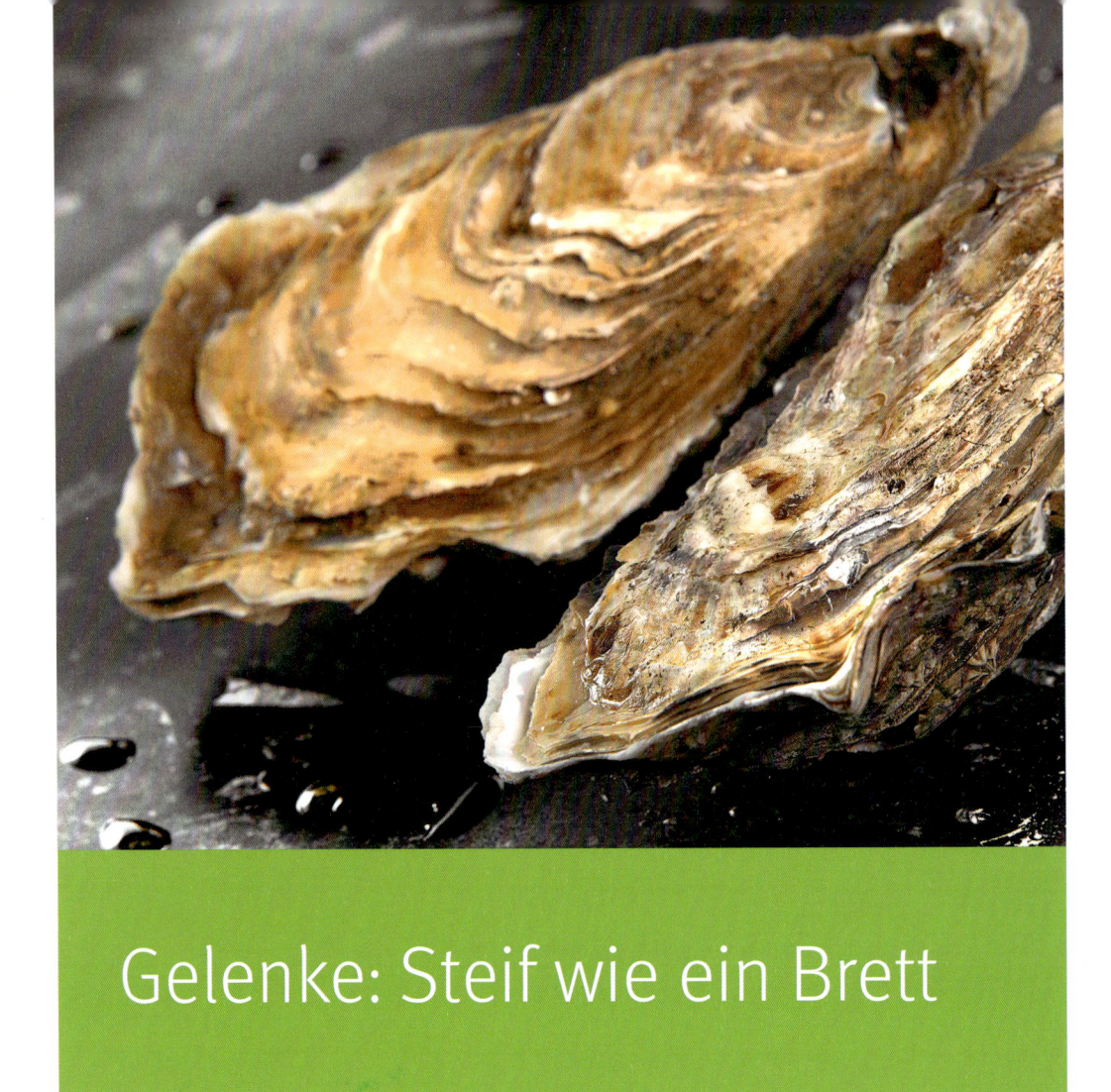

Arthrose ist die Volkskrankheit Nummer eins in Deutschland. Acht bis zehn Millionen Menschen sind betroffen. Hauptursache: Bewegungsmangel und falsche Ernährung. Sie kommt mit dem Alter, wenn wir auch innerlich zunehmend starr(sinnig)er werden. Zufall? Wir müssen uns bewegen, um beweglich zu bleiben – im Denken und im Handeln. Halsstarrig, hartnäckig, eingerostet, steif: Wenn Ihre Schwachstelle in den Gelenken liegt, ist Flexibilität das wirkungsvollste Gegenmittel.

Arthrose kann überall auftauchen: in Knien, Hüften oder Schultern ebenso wie an den Finger- und kleinen Wirbelgelenken. Verschleiß ist eine Erklärung, mit der sich Orthopäden nur ungern allein zufrieden geben. Denn wenig Arthrose haben die, die ihre Gelenke viel benutzen, beim Sport wie bei der Arbeit. Bei einer permanenten Fehlhaltung jedoch werden die Gelenkknorpel, die eigentlich darunterliegende Flächen schützen sollen, ungleichmäßig abgerieben.

Wenn Ihre Zellen eine Woche ohne Pflege (zum Beispiel durch die Vitamine C und E in Salat, Obst, Gemüse und wertvollen Pflanzenölen) und Bewegung auskommen müssen, beginnen sie zu oxidieren. Nicht nur die Gelenkknorpel leiden dann: Wir werden auch anfälliger für Verletzungen an Muskeln, Bändern und Sehnen. Ihr Körper sagt: »Ich will eine Pause, lass uns in den Park gehen.« Oder auch: »Finger weg von der Tastatur jetzt!« Doch wir »versteifen« uns darauf, dass wir nur noch diese eine Seite tippen wollen, wie der störrisch-pflichtbewusste Kalium-carbonicum-Typ (Seite 84) es gerne tut. Wir ignorieren, dass die Knie sich beim Aufstehen anfühlen, als hätten wir »Sand im Getriebe«, wie es so typisch ist, wenn die Arznei Calcium fluoratum (Seite 86) gebraucht wird.

Zwischendurch ein bisschen Stretching, eine Runde Nordic Walking am Morgen oder Yoga nach Feierabend – jede noch so kleine Bewegung ist Prävention, die unsere Gelenke schützt und dazu auch noch glücklich macht!

Gelenkverschleiß wird garantiert nicht dadurch besser, dass man ihn aussitzt. Gehen Sie es sanft an: Um mit Ihrer Schwachstelle wieder »in die Gänge zu kommen«, ist Homöopathie ein starker Partner. Auch wenn sich Ihr Körper wie zerschlagen anfühlt, hat sie die passende erste Hilfe: Arnica (Seite 87), das außerdem hervorragend bei Prellungen und Verstauchungen wirkt. Dann läuft schon bald wieder »alles wie geschmiert«.

WATSU

Watsu ist Shiatsu im Wasser. Mithilfe dieser Heilmethode haben Sie einen doppelten Gewinn: Der Therapeut bewegt Ihren Körper in seinen Armen sanft im Wasser hin und her, sodass eingerostete Gelenke schmerzfrei in ihre natürliche Position zurückfinden. Zudem treffen Sie eine Entscheidung, das Ruder bewusst jemand anderem zu überlassen, und machen so die physische Erfahrung, dass Sie sich anderen Menschen anvertrauen können. Das ist Entspannung pur!

KALIUM CARBONICUM – innerlich erstarrt

Kalium carbonicum (Foto Seite 82) – das ist die passende homöopathische Arznei, wenn dogmatische Starre und Unbeugsamkeit Ihr Leben zu beherrschen beginnen. Nicht selten entwickeln sie sich dann, wenn Sie viele Niederlagen erlitten haben und immer wieder durch zahllose schmerzliche Ereignisse und Enttäuschungen aus der Bahn geworfen wurden. Der Körper hält quasi dagegen, um sich den letzten Rest an vermeintlicher Stütze zu bewahren. Menschen, denen dieses Mittel helfen kann, sind seelisch und körperlich schwach und tief innen empfindsam und verletzlich. Sie können sich gegen Angriffe nicht wehren. Um im Leben dennoch bestehen zu können, ordnen sie alles dem Verstand unter: Sie unterwerfen sich starren Regeln, die ihnen gleichsam als Stützkorsett dienen. Sie verhalten sich stets korrekt und halten alle Vorschriften genau ein. Ihr starkes Pflichtbewusstsein gibt ihrem Dasein Halt. Von dem, was sie als richtig erkannt haben, weichen sie keinen Fingerbreit ab und geben auch niemals nach. Dadurch wirken sie nach außen oft gefühlskalt.

Auch eigene Krankheiten will ein Patient, der Kalium carbonicum braucht, einfach nicht wahrhaben. Stattdessen spielt er oder sie die Symptome herunter. Erst wenn man solche Menschen näher kennenlernt, spürt man ihre Ängstlichkeit: ihre Furcht vor dem Alleinsein und vor allem, das sie bedrohen könnte. Deshalb klammern sie sich an vertraute Menschen wie Ehepartner und Kinder, aber auch an materiellen Besitz, den sie undifferenziert horten. Die seelisch-geistige Starre hat ihre Parallele im körperlichen Bereich. Sie neigen zur Arthrosebildung, besonders der Wirbelsäule. Diese wird dadurch steif und schmerzt oft stechend bei jeder Bewegung. Die Befürchtungen und Vorstellungen, die einen Kalium-carbonicum-Typ so verzweifelt machen, sind so schlimm, dass er am liebsten niemals allein gelassen würde. Ruhe und Zufriedenheit sind ihm weitgehend fremd. Dickköpfig beharrt er auf seiner Lebensweise, selbst dann, wenn sie

Hilfe bei Schwangerschaftsbeschwerden

Wenn Sie während der Schwangerschaft oder nach einer Fehlgeburt unter heftigen Rückenschmerzen leiden, ist Kalium carbonicum die passende Arznei. Die potenzielle Schwachstelle Rücken tritt während dieser Zeit häufig in Erscheinung. Fragen Sie in einem solchen Fall Ihren Homöopathen oder eine homöopathisch erfahrene Hebamme.

ihm schadet. Er macht es damit anderen schwer, nicht die Geduld zu verlieren, auch deshalb, weil er in seinem inneren Schneckenhaus sehr empfindlich gegen Lärm, Schmerzen und Berührung ist.

Typische Symptome
> Schwaches Kreuz; Rücken fühlt sich steif und wie gelähmt an
> Brennen im Rückgrat; Durchbrechgefühl
> Heftige Schmerzen strahlen den Rücken hinauf und hinunter
> Hüftgelenkserkrankung mit Schmerzen von der Hüfte bis hinunter zum Knie
> Reißender Schmerz in den Gliedern mit Schwellung und Gliederzucken
> Reißen in den Armen von den Schultern bis zum Handgelenk
> Fußsohlen sind sehr empfindlich

Weitere wichtige Einsatzgebiete
> Sie schwitzen leicht und sind sehr kälte- und zugempfindlich
> Brennen in der Herzregion mit schwachem, schnellem Puls

Modalitäten
Verschlechterung nach Sex, durch kaltes Wetter, Suppe und Kaffee, morgens um 3 Uhr, Liegen auf der linken beziehungsweise schmerzhaften Seite. Besserung durch warmes, feuchtes Wetter, Umhergehen, tagsüber.

DIE FRAGE ZUM GESUNDWERDEN

»In welchen Bereichen würde Nachgeben meine Situation verbessern?« Mangelnde Flexibilität und Unnachgiebigkeit finden sich im Seelenprofil aller drei hier vorgestellten Mittel. Skizzieren Sie eine Tabelle und schreiben Sie in der linken Spalte in drei Minuten fünf Situationen auf, in denen Sie sich auf Ihre eigenen Lösung versteifen und nicht nachgeben wollen. In der rechten Spalte notieren Sie, was Sie diese Unnachgiebigkeit bereits gekostet hat. Überlegen Sie, wo Sie als Erstes nachgeben sollten.

CALCIUM FLUORATUM – wie Sand im Getriebe

Den Calcium-fluoratum-Typ treibt eine geheime Angst um seine Zukunft und seine soziale Sicherheit um. Man erkennt ihn bereits an seinem schnellen und ruckartigen Gang und den ungeschickten Bewegungen. Außerdem fällt er durch seinen Heißhunger auf. Seine Essattacken verbessern zwar seine Konzentrationsfähigkeit, können aber eine deutliche Abmagerung nicht verhindern. Wenn dieser Typ eine Arbeit beginnt, will er sie ganz schnell zu Ende bringen. Dadurch wird sie fehlerhaft, denn ihm fehlt jegliche Ordnung und Systematik. Er ist ein Chaot. Kinder dieses Typs sind unruhig, ständig auf Streiche aus und wollen andere ärgern.

Calcium-fluoratum-Typen leiden an Verhärtungen von Bändern und bindegewebigen Muskelüberzügen (Faszien), die dadurch unelastisch und schmerzhaft werden. Sie haben das Gefühl, als hätten sie Sand im Getriebe. Das spüren sie besonders bei Anstrengung, bei heißem Wetter und Sonnenbestrahlung sowie bei leichter Berührung. Rückenschmerzen treten bevorzugt im Kreuz und in der Halswirbelsäule auf. Das Mittel hilft auch bei Beschwerden durch Überdehnung von Gelenken, Muskeln und Bändern.

TIPP
Ganz wichtig für die Funktionalität Ihrer Gelenke ist Vitamin E. Es wirkt verjüngend und entzündungshemmend auf die Zellen. Drei bis vier Esslöffel Oliven- oder Rapsöl täglich (etwa im Salat oder zum Dünsten), ergänzt durch eine Handvoll Nüsse, decken den täglichen Bedarf.

Typische Symptome
› Chronische Kreuzschmerzen
› Brennende Schmerzen im unteren Teil des Rückens
› Knochenauswüchse
› Gichtartige Schwellung der Fingergelenke
› Gelenkerguss in den Knien

Weitere wichtige Einsatzgebiete
› Chronische Mittelohrentzündung
› Akute Verdauungsstörung durch Ermattung
› Schwellungen und/oder Verhärtungen der weiblichen Brust

Modalitäten
Verschlechterung durch Ruhe und Wetterwechsel. Besserung durch Hitze und warme Anwendungen.

ARNICA – wenn Sie sich zerschlagen fühlen

Arnica, der Bergwohlverleih, sollte in keiner Sporttasche fehlen. Diese legendäre homöopathische Arznei passt zu vollblütigen, oft athletischen Menschen mit einem roten, heißen Kopf – während die Beine bis über die Knie und manchmal sogar der ganze Körper kalt sind. Dieser Typ ist von sich selbst überzeugt, weiß alles besser, verträgt keinen Widerspruch und will in Ruhe gelassen werden. Oft leiden die Menschen, die dieses Mittel brauchen, unter den Folgen körperlicher oder seelischer Verletzungen (zum Beispiel finanzielle Verluste oder Schockerlebnisse), die lange zurückliegen können. Dadurch sind sie misstrauisch geworden, haben Angst vor jeglicher Berührung. Mit Ärzten haben sie ungern zu tun, behaupten, sie seien gesund, und lehnen Arzttermine ab. Wenn Sie ein Kandidat für Arnica sind, fühlen sich Ihr Körper wie zerschlagen und Ihre Gelenke wie verstaucht an. Selbst das Bett erscheint Ihnen zu hart. Arnica-Patienten müssen ständig die Lage wechseln. Auch der Gürtel und ein enger Kragen sind unerträglich. Die Arznei ist nicht nur bei stumpfen Traumata angezeigt, sondern auch bei Blutungen jeder Art immer als Erstes.

Typische Symptome
> Sie haben Schmerzen in Rücken und Gliedern, wie zerschlagen und gequetscht
> Verstauchung, Verrenkung, Prellung, Überanstrengung
> Ihre Haut ist schwarz und blau

Weitere wichtige Einsatzgebiete
> Viele kleine Furunkel
> Grippe
> Angina pectoris

Modalitäten
Verschlechterung durch Bewegung und allerkleinste Berührung (auch schon durch eine leichte Erschütterung des Bettes), durch Wein (wobei oft ein Verlangen nach Alkohol besteht), feuchte Kälte. Besserung durch Hinlegen oder Kopftieflage.

TIPP
Sportunfälle, die unter Umständen Jahre zurückliegen und deren Symptome sich immer noch ab und zu melden, können mit Arnica abschließend auskuriert werden. Fragen Sie im Zweifel einen erfahrenen Homöopathen.

Blase und Nieren: Tränen, nach innen vergossen

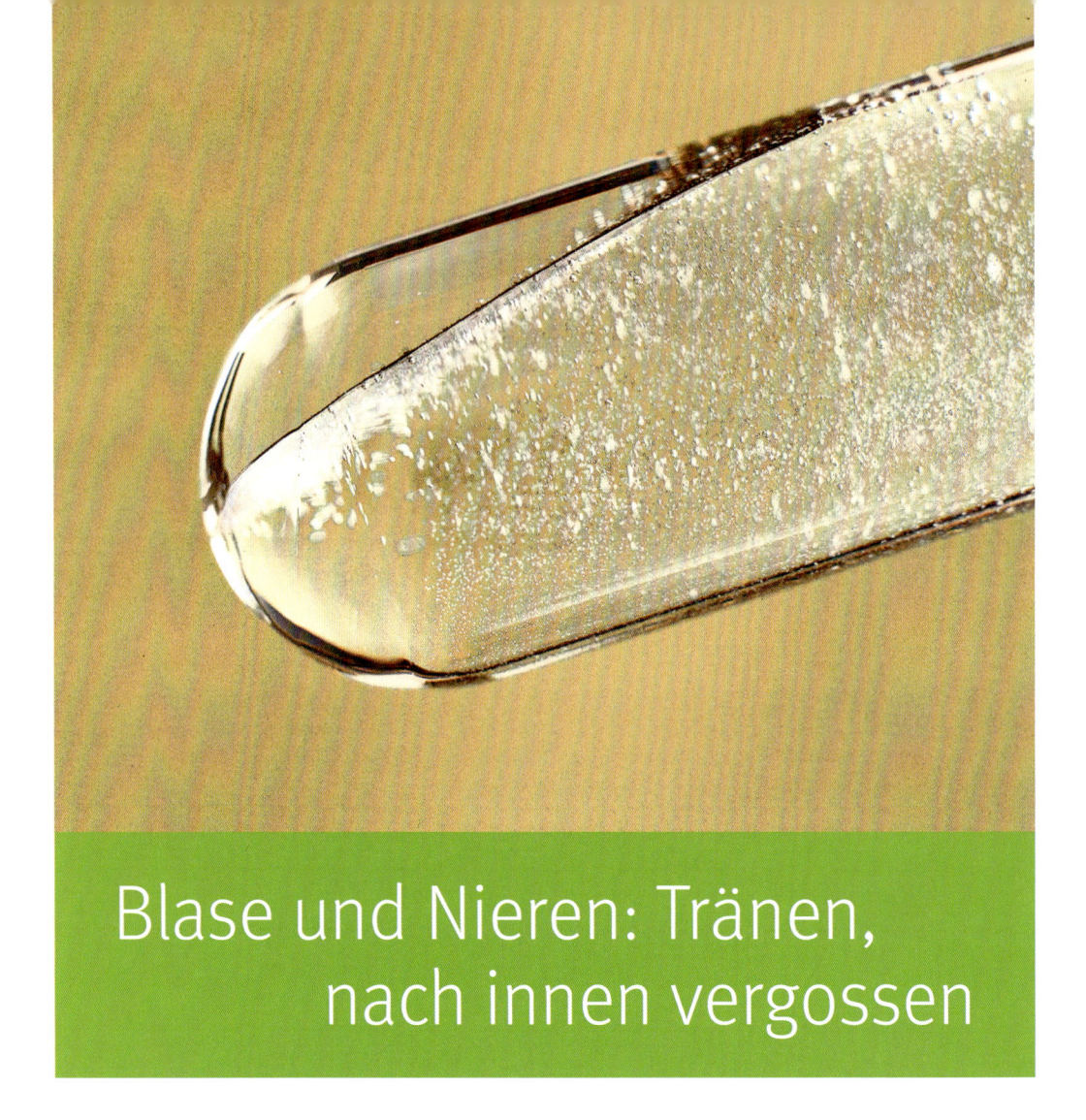

In der chinesischen Medizin (Seite 114) werden Niere und Blase dem Element Wasser zugeordnet. Im Reich der Mitte gelten die Nieren als Sitz der Erbenergie, als Speicher aller Anlagen, aus dem die Lebenskraft hervorgeht. In der westlichen Denkweise wird die Liebe im Herzen angesiedelt – in der östlichen in den Nieren. Tatsächlich ist die paarig angelegte Niere das einzige Organ, bei dem eine Transplantation zwischen Liebenden möglich ist, selbst wenn die Blutfaktoren nicht ganz perfekt passen. Im Laufe einer Liebesbeziehung nähern sich die jeweiligen Immunsysteme eines Paares offenbar einander an.

»Alles fließt« ist die Redewendung, die wir benutzen, wenn Seele und Körper harmonisch funktionieren. »Das geht mir an die Nieren« sagen wir hingegen, wenn uns etwas wirklich nahegeht.

Auf der Gefühlsebene kriecht insbesondere Angst wie feuchte Kälte in Ihre inneren Gemäuer. Wenn Ihnen häufig kalt ist, die Haut blass, die Lebensenergie reduziert, ist es Zeit, den Zustand Ihrer Nieren zu überprüfen. In der Traditionellen Chinesischen Medizin können die Elemente Wind, Feuchtigkeit und Kälte den Nieren empfindlichen Schaden zufügen. Falls die Nieren Ihre Schwachstelle sein sollten, müssen Sie frühzeitig auf Symptome reagieren. Warnzeichen sind auf der seelischen Ebene die Abnahme von Lebensenergie und Angstzustände aller Art.

Sie sollten die Hilferufe Ihres Körpers nicht ignorieren, wenn Sie sich innerlich wie versteinert fühlen, wie es bei Berberis (Seite 93) der Fall ist. Oder wenn Sie Schwellungen an verschiedenen Stellen des Körpers bemerken und sich fühlen, als hätte Ihnen jemand »den Saft abgedreht«, was auf Apis (Seite 92) hindeutet. Erst recht nicht, wenn folgende weitere Symptome vorliegen: dumpfe oder auch stechende Schmerzen im Nierenbereich, Blutdruckanstieg oder Nierensteine, eventuell Blut im Urin.

Den Nieren kommt, neben der Leber, die wichtigste Entgiftungsfunktion zu. Sie regulieren dazu unter anderem den Säure-Basen-Haushalt. Über die Kontrolle des Wasserhaushaltes regeln sie darüber hinaus den Blutdruck. Etwa 300-mal am Tag filtern sie das gesamte Blut eines Menschen, das sind insgesamt 1500 Liter täglich.

In der Blase sammeln sich, glaubt man unserer Symbolsprache, die »ungeweinten Tränen«. Frauen sind aufgrund ihrer kurzen Harnröhre anfällig für wiederkehrende Infektionen. Über die Blase können Bakterien zu den Nieren aufsteigen – ganz besonders, wenn sich Ihr Seelenzustand der Marke »stocksauer« nähert. Aggressive Entzündungen, wie sie unter anderem für die Arznei Acidum nitricum (Seite 90) typisch sind, zu verhüten oder sanft zu behandeln, hilft, Ihre Nieren langfristig zu schützen.

> **GU-ERFOLGSTIPP**
>
> **DAS STÄRKT DIE BLASE**
>
> Bei Blasentzündungen werden oft Antibiotika gegeben, die die Abwehrkräfte der Schleimhäute jedoch weiter schwächen. Eine Ausleitung mit homöopathischen Arzneien kann helfen, die Widerstandskräfte schneller wieder aufzubauen.

ACIDUM NITRICUM – wenn das Fass überläuft

Acidum nitricum (Foto Seite 88), die homöopathisch verdünnte Salpetersäure, passt am besten zu brünetten, mageren Personen mit blass-gelblicher Gesichtsfarbe. Menschen dieses Typs sind sozial engagiert wie kaum ein anderer Typ; für ihre höheren Ziele sind sie bereit, sich restlos zu verausgaben. Sie haben die Empfindung von einer permanenten Gefahr, die sie ununterbrochen bekämpfen müssen. So entwickelt sich eine zutiefst misstrauische Grundhaltung, aus der heraus sie bereit sind zurückzuschlagen, selbst wenn es gar keine wirkliche Bedrohung gibt. Diese im Grunde empfindsamen Menschen brechen unter der Last von Erkrankungen oder Unglücksfällen schließlich zusammen und werden reizbar, aggressiv, rechthaberisch und überempfindlich.

Der Acidum-nitricum-Typ hat Angst um seine Gesundheit und hält die eigenen Beschwerden immer für schlimmer als die aller anderen, die er beschuldigt, während er sich selbst bemitleidet. Entschuldigungen lehnt er in einem solchen Zustand grundsätzlich ab. Schließlich verliert er alle Hoffnung und bricht voller Misstrauen die Kontakte zu anderen Menschen ab. Wutanfälle mit Fluchen und Schwören wechseln ab mit tiefer Depression, in der er sich in hoffnungsloser Verzweiflung verliert. Tiefe Enttäuschung hat das Fass quasi zum Überlaufen gebracht. Die Urinausscheidung ist meist vermehrt; der Harn sieht dunkel, trüb, zeitweilig blutig aus und riecht, was besonders auffällig ist, wie Pferdeharn nach Ammoniak. Der Harnleiter kann sich anfühlen, als ob ein

---

DIE FRAGE ZUM GESUNDWERDEN

»Welches Ereignis ist mir in den letzten Tagen und Wochen besonders an die Nieren gegangen?« Angst und Trauer sind die Gefühle, nach denen Sie innerlich suchen sollten, wenn Ihre Nieren angegriffen sind. Schreiben Sie drei Ereignisse auf, die Ihnen vielleicht schon länger Lebensenergie rauben. Allein der Seele Gehör zu schenken, bedeutet schon den ersten Schritt zur Heilung.

---

heißer Draht darin steckt. Sie scheinen einfach immer zu frieren. Wenn Sie dieses Mittel brauchen, fühlen Sie sich manchmal so schwach, dass Sie zittern und sich hinlegen müssen. Besonders an Händen und Füßen schwitzen Sie. An den Übergangsstellen von Haut zu Schleimhaut (zum Beispiel Augenwinkel, Mundwinkel, After, Scheide) bilden sich Entzündungen mit oft ätzenden Absonderungen, die äußerst unangenehm riechen.

Typische Symptome
> Brennende, stechende Schmerzen wie von Splittern in der Harnröhre
> Der Urin wird als kalt empfunden, unangenehmer Geruch
> Nierenentzündung, der Urin enthält Blut und Eiweiß

Weitere wichtige Einsatzgebiete
> Bandgefühl um den Kopf, Schmerz wie vom Druck eines Hutes
> Geschwüre im weichen Gaumen mit heftigen, splitterartigen Schmerzen, auch beim Schlucken
> Stundenlange, schneidende Schmerzen nach dem Stuhlgang

Modalitäten
Verschlimmerung abends und nachts, kaltes Klima, durch heißes Wetter. Besserung beim Fahren.

WICHTIGE MITTEL BEI BLASENPROBLEMEN
> **Cantharis** hilft, wenn der nur tröpfelnde Harn Sie zu verbrennen scheint; bei ständigem Drang und unerträglichen Krämpfen.
> **Sarsaparilla** wird wie Berberis (Seite 93) bei Neigung zur Steinbildung eingesetzt. Nierenkoliken bei Steinabgang kommen auch hier vor, aber charakteristisch sind heftige schmerzhafte Blasenkrämpfe nach dem Wasserlassen und starke Schmerzen beim Entleeren der letzten Tropfen.
> **Causticum** hilft bei unwillkürlichem Wasserlassen beim Husten und Niesen sowie Harnverhaltung nach Operationen.

APIS – es brennt wie Feuer

Brennende Eifersucht: Dieser Ausdruck passt zu Menschen, die das Mittel Apis brauchen. Erst werden sie wütend, dann schwermütig, wobei sie viel weinen. Sie werden von dem Gedanken gequält, dass alle anderen es besser hätten als sie selbst. Apis – die Honigbiene – besitzt Eigenschaften, die auch bei diesen Menschen zu finden sind: Fleiß, summende Geschäftigkeit, Unruhe und unaufhörliches Reden. Sexuell sind sie unermüdlich. Sie können sich gut in andere Menschen hineinversetzen, helfen selbstlos, reagieren aber gereizt, wenn sie bei der Arbeit gestört werden.

Apis-Typen sind schon nach leichter Arbeit rasch erschöpft und haben ein Gefühl, als brenne ein Feuer in ihnen. Ihre Schwachstelle sind Wasseransammlungen im Körper (Ödeme), entweder lokal unter der Haut oder in Körperhöhlen wie dem Brust- und Bauchraum. Das Gesicht wirkt dann aufgedunsen, mit Säcken unter den Augen. Besonders lokale Schwellungen, wie etwa bei Rheuma der Fingergelenke, sind sehr berührungsempfindlich mit brennenden, schießenden und stechenden Schmerzen. Die Wasseransammlungen werden auch durch Nierenerkrankungen hervorgerufen: Der Harn fließt dann trotz starken Harndrangs oft nur tropfenweise.

WICHTIG!
Bei Problemen an den Nieren sollten Sie sich gründlich untersuchen lassen. Viel trinken, was bei einer Blasenentzündung absolut notwendig ist, kann bei einer schweren Nierenerkrankung gefährlich sein, wenn die Ausscheidungsfunktion der Nieren eingeschränkt ist.

Typische Symptome
> Brennen und Wundheit beim Wasserlassen
> Stechender Schmerz, spärlicher und stark gefärbter Urin
> Die letzten Tropfen brennen und stechen
> Häufiges und plötzliches Wasserlassen

Weitere wichtige Einsatzgebiete
> Plötzliche, stechende Schmerzen in den Augen mit Ödemen
> Mund- und Rachenschleimhaut sind rot und aufgedunsen
> Atemnot, Herzklopfen, Schwäche und brennende Schmerzen

TIPP
Apis ist die beste Arznei bei Wespen- und anderen Insektenstichen. Nehmen Sie in einem solchen Fall alle zehn Minuten 5 Globuli Apis D12, bis der Schmerz abklingt.

Modalitäten
Verschlechterung durch Hitze, Berührung, Druck, nach dem Schlafen, in geheizten, geschlossenen Räumen, auf der rechten Seite. Besserung im Freien, durch Abdecken und kaltes Baden.

BERBERIS – innerlich wie versteinert

Den ausgeprägten Energiemangel der Menschen, denen die Arznei Berberis – Berberitze – hilft, erkennt man an schmutzig-grauen Ringen um die Augen, die zu tief in den Höhlen zu liegen scheinen. Die Haut ist braun pigmentiert, das Gesicht wirkt oft fahl und verfallen. Je kränker dieser Typ wird, umso mehr ist ihm »alles egal«. Durch die zunehmende Schwäche passieren Ihnen immer häufiger Fehler, über die Sie sich dann maßlos ärgern – was wiederum die Schwäche verstärkt. Die größte und unverkennbare Angst ist die, sich bewegen zu müssen, wenn Sie Schmerzen haben. Kein Wunder bei der Neigung zu Nieren- und Gallensteinen mit heftigen, zum Teil brennenden, kolikartigen Krämpfen! Diese treten im Lenden- und Nierenbereich auf, oft mit Zerschlagenheitsgefühl und heftigem Harndrang. Die Beschwerden ziehen auch längs der Harnleiter und Harnröhre in Blase und Hoden. Sind die Gallenwege betroffen, beginnen die Schmerzen im rechten Oberbauch und strahlen in die Magengegend aus. Der Harn kann Nierensteine, Nierengrieß oder einen roten Bodensatz enthalten.

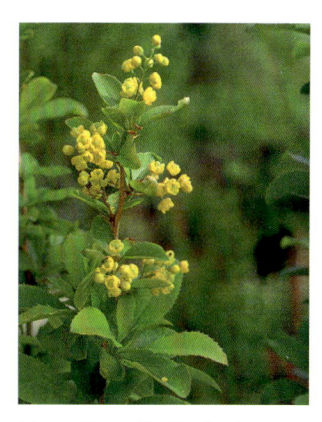

Menschen, die Berberis brauchen, neigen zu Nieren- und Gallensteinen.

Typische Symptome
> Beim Wasserlassen Schmerzen in Lenden und Oberschenkeln
> Gefühl, als würde danach Urin in der Blase zurückbleiben
> Glucksendes, wundes Gefühl in der Nierengegend
> Schleim und hellrotes Sediment im Urin

Weitere wichtige Einsatzgebiete
> Neuralgie unter den Fingernägeln
> Gefühl, als würde eine enge Kappe auf die Kopfhaut drücken
> Rheumatischer Lähmungsschmerz in Schultern, Armen, Händen und Fingern
> Schneller Wechsel von Ort und Charakter der Symptome

Modalitäten
Verschlechterung durch Bewegung, Stehen führt Harnwegsbeschwerden herbei oder verschlimmert sie. Besserung durch Ruhe.

KENNZEICHEN: ES SPRUDELT

Ein besonderes Symptom des Mittels Berberis ist das Gefühl von Aufsprudeln unter der Haut oder als ob sich dort etwas Lebendiges bewege.

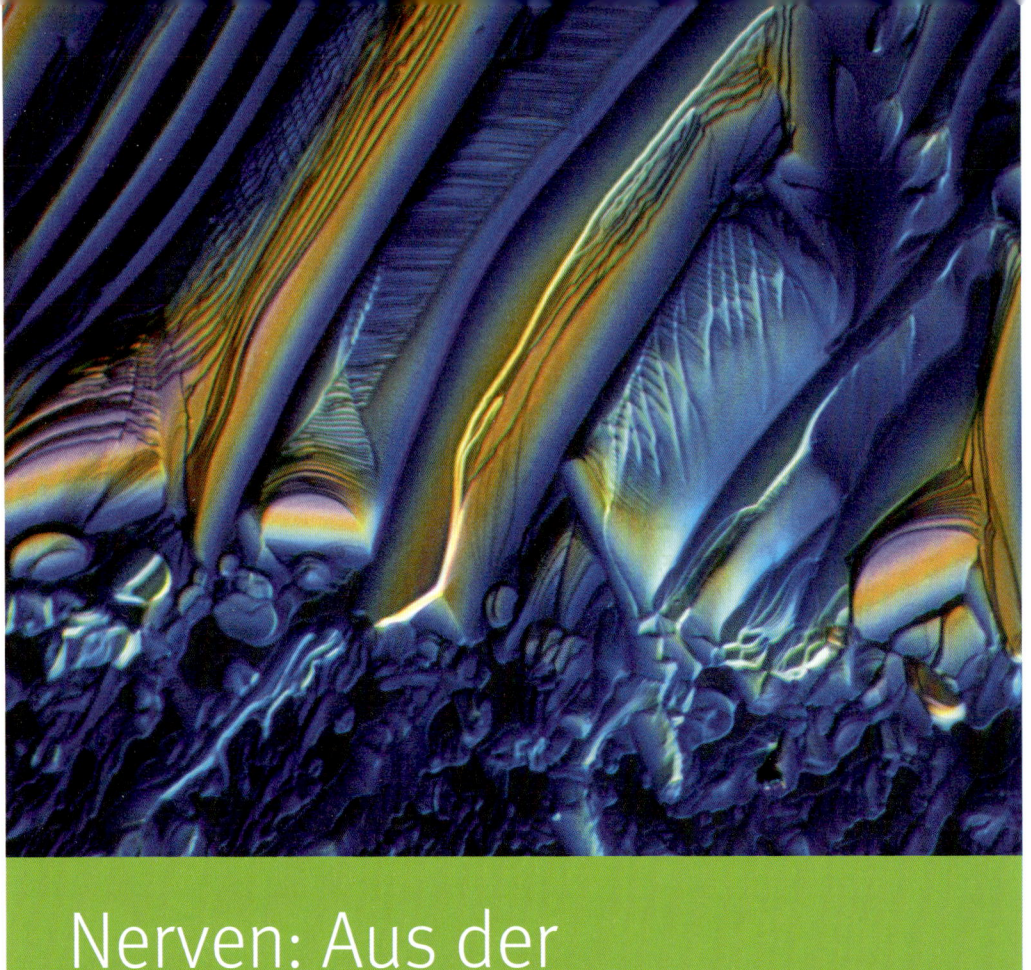

Nerven: Aus der Fassung geraten

Manche Menschen kann nichts aus der Ruhe bringen; sie schlafen weiter, wenn im Nachbarhaus der Blitz einschlägt. Andere sind dem Kollaps nahe, wenn jemand hinter ihnen hupt. Aus homöopathischer Sicht alles eine Typfrage.

In diesem Kapitel soll die Rede von denen sein, deren Liebesleben ein einziges Drama zu sein scheint. Von denen, die vor jeder Prüfung am Rande des Nervenzusammenbruchs stehen. Und von denen, deren permanent hoher Stresslevel irgendwann ein Niveau erreicht, bei dem sie zu keiner Reaktion mehr fähig sind. Für sie alle gilt: Homöopathie ist ihr sanfter Nervenpuffer.

Warum hat ein Mensch schlechte Nerven? Das ist keine Frage von Falsch oder Richtig. Sondern davon, wie sehr unsere inneren Antennen auf Empfang stehen – und für was. Ob wir besonders sensibel sind oder im Laufe unseres Lebens werden, lässt sich ebenso wenig vorhersagen, wie ob wir schnell mal dieses oder jenes Virus aufschnappen und daran erkranken.

Eine Schwachstelle sind unsere Nerven dann, wenn wir uns selbst im Weg stehen, wie es bei Acidum phosphoricum (Seite 99) der Fall ist, oder so intensiv auf die äußeren Umstände reagieren, dass wir uns selbst und andere häufiger an die Grenzen der Belastbarkeit bringen. Das ist bei der Art von Kummer oft der Fall, der nach Ignatia (Seite 98) verlangt; aber auch bei Argentum nitricum (Seite 96) aufgrund verschiedenster Ängste.

Es ist schwer, die Schwachstelle »Nervenkostüm« objektiv zu beurteilen. Es gibt keinen Schmerz, keine Rötung, keine Beule. Es gibt nur das, was für den Betroffenen schon immer so war und ihm oder ihr normal erscheint: Bevor Sie in einen Flieger steigen, wird Ihnen vielleicht so übel, dass Sie sich schon vor dem Start übergeben. Oder: Wenn eine Liebe zu Ende geht, bedeutet es jedes Mal das Ende der Welt. Oder: Sie treiben solchen Raubbau mit Ihren Kräften, dass Sie am Ende niemanden mehr sehen und von keinem mehr angesprochen werden wollen.

Wenn jemand fragt: »Warum lässt du alles so nah an dich heran?«, dann kommt es demjenigen, der hier seine Schwachstelle hat, fast wie eine Beleidigung vor. Was denn sonst? Wie nah ist denn nah? Es ist dennoch wichtig, sich anzuhören, was Ihre Umgebung zu sagen hat, auch wenn es Ihnen schwerfällt. Denn es gibt sanfte Hilfe aus der Homöopathie, die den extremen Ausschlägen Ihres Nervenkostüms die Spitzen nimmt – oder Sie gegebenenfalls aus Ihrer Apathie erlöst, wenn Sie sich viel zu viel zugemutet haben. Immer dann, wenn Sie viel mehr Kraft bei einer Sache verlieren, als sie am Ende wert war, wenn die Umstände des Lebens Sie überwältigen, ist Hahnemanns Medizin ein guter Regulator – ohne die Nebenwirkungen, die Psychopharmaka oft mit sich bringen.

FÜR NOTFÄLLE

Bei akutem Schock ist Aconitum Ihre Arznei, bei akutem Liebeskummer brauchen Sie Ignatia und bei tiefem, lang anhaltendem Kummer Natrium muriaticum.

ARGENTUM NITRICUM – sind Sie ein nervöses Hemd?

Wenn Sie sich geistig ständig überfordern, könnten Sie ein Kandidat oder eine Kandidatin für die Arznei Argentum nitricum (Foto Seite 94) sein – das Silbernitrat. Ständig stecken Sie sich neue und höhere Ziele. Wenn Sie eines erreicht haben, setzen Sie sich selbst unter Druck, um so bald wie möglich das nächste zu erreichen. Argentum-nitricum-Menschen sind sehr ehrgeizig und werden von starken Gemütsbewegungen beherrscht. Alles muss schnell gehen. Sie sind reizbar, nervös und gehetzt; dazu haben sie große Angst, sich zu blamieren, und fürchten sich vor Ereignissen, die aus der Tagesroutine herausfallen: Prüfungen, Einladungen, Vorstellungen oder Theaterbesuche machen ihnen Angst. Unter solchem Stress stellen sich alsbald Krankheitssymptome ein. Die Angstzustände führen zu Durchfall. Die normale Tätigkeit des Verdauungskanals ist gestört. Bildlich gesprochen sitzt die Stimmung im Darm: Sie wird düster und wird begleitet von der Angst, allein zu sein und zu sterben oder auch an einer unheilbaren Krankheit zu leiden. Auch in der Herzgegend ist die Angst spürbar. Herzklopfen und selbst Störungen des Liebeslebens sind in stressreichen Zeiten keine Seltenheit. Beim Blick aus großer Höhe in die Tiefe, der meist mit Schwindel verbunden ist, treten seltsame Impulse auf. Plötzlich spürt dieser hypernervöse Mensch das Verlangen, aus dem Fenster zu springen oder sich von einer Brücke ins Wasser zu stürzen. Wenn die Überlastung noch weiter fortschreitet, treten große Schwäche und Zittern auf, bis hin zu Lähmungen, die häufig mit Taubheitsgefühl oder Überempfindlichkeit an bestimmten Körperstellen einhergehen.

Argentum nitricum ist eines der wichtigsten Mittel, wenn Sie Angst vor dem Fliegen haben. Wenn sich Ihnen vor einer Flugreise der Magen umdreht, Sie in panikartige Zustände verfallen und das Gefühl haben, dass Sie gleich durchdrehen werden, kann das Mittel diese Zustände in vielen Fällen zuverlässig beseiti-

---

DIE FRAGE ZUM GESUNDWERDEN

»Was hilft mir, mehr innere Gelassenheit zu erlangen?« Weil es schwierig ist, den Grad der eigenen Gelassenheit zu beurteilen, fragen Sie Menschen Ihres Vertrauens, wo Sie aus deren Sicht mehr innere Ruhe und Ausgewogenheit anstreben sollten. Mögliche Wege dorthin sind Yoga, Autogenes Training oder Gestalttherapie.

gen. Nehmen Sie in einem solchen Fall 5 Globuli der D12-Potenz, wenn Sie zu Hause losfahren, noch einmal 5 Globuli beim Check-in und dann erneut direkt vor dem Start.

Typische Symptome
> Betroffene sind melancholisch, die Zeit vergeht zu langsam
> Sie leiden an eigenartigen Impulsen (zum Beispiel aus dem Fenster zu springen), haben versteckte Motive für ihre Handlungen oder befürchten eine schlimme Erkrankung
> Befürchtung, dass der Verstand versagt; ängstlich und nervös
> Angst vor dem Fliegen und vor großen Höhen

Weitere wichtige Einsatzgebiete
> Kopfschmerzen mit Kälte und Zittern
> Gefühl eines Splitters im Hals beim Schlucken
> Bindehautentzündung mit übermäßiger eitriger Absonderung
> Splitterartige Schmerzen

Modalitäten
Verschlechterung durch Wärme in jeder Form, durch kaltes Essen, nach dem Essen, durch Süßigkeiten (trotz starkem Verlangen danach), auf der linken Seite, während der Regel, bei Gemütsbewegungen. Besserung durch Aufstoßen, Druck, Kälte, frische Luft.

WEITERE WICHTIGE MITTEL FÜR DIE NERVEN

> **Kalium phosphoricum,** ein Schüßler-Salz, hilft bei nervlicher Erschöpfung, Hysterie, Narkolepsie (»Schlummersucht«), Unfähigkeit zu geistiger Arbeit; auch bei Hinterkopfschmerz und Neigung zur Depression.
> **Acidum picrinicum** ist eine wichtige Arznei beim Burnout-Syndrom! Sie sind entschlusslos und unfähig, geistig oder körperlich zu arbeiten. Zudem leiden Sie an Schlaflosigkeit und dumpfem Kopfschmerz.
> **Strophanthus** ist die Arznei für Examenskandidaten mit nervösen Herzbeschwerden und allgemeiner Nervosität sowie für Redner und Sänger mit Lampenfieber vor ihrem Auftritt. Dreimal täglich 5 Globuli der D2-Potenz einnehmen.

IGNATIA – ein schwaches Nervenkostüm

Ignatia ist die Arznei bei großen Dramen und (über-)starken Gefühlsausbrüchen. Ignatia-Typen sind romantische, idealistische Naturen, deren erträumte Welt schmerzhaft mit der Wirklichkeit kollidiert. Das führt zu Enttäuschungen, oft auch zu Liebeskummer, dem Hauptauslöser der Symptome. Häufig versuchen sie, die aufgewühlten Gefühle vor der Außenwelt zu verbergen. Sie leiden still, seufzen, schluchzen (jedoch nur kurz) oder haben ein Zucken um den Mund. Typisch ist dann ein Kloßgefühl im Hals, als würden dort alle ungeweinten Tränen festsitzen. An den Organen treten eigenartige, scheinbar widersprüchliche Symptome auf. So haben die Betroffenen zum Beispiel Schluckschmerzen, können aber feste Nahrung besser schlucken als flüssige. Sie vertragen schwer verdauliche Speisen auffallend gut, leicht verdauliche dagegen gar nicht. Gegen 2 Uhr nachts können Hunger und Leeregefühl im Bauch auftreten, die sich aber nicht durch Essen bessern. Nicht selten sind Ignatia-Patienten Frustesser und nehmen dann kräftig zu. Starke Gerüche und Anregungsmittel wie Kaffee vertragen sie überhaupt nicht.

EIN »WEIBLICHES« MITTEL
Ähnlich wie das »männliche« Pendant Nux vomica (Seite 64) ist Ignatia ein wichtiges Mittel für moderne Frauen (und »weibliche« Männer), denen Hektik und Erfolgsdruck im Arbeitsleben so zu schaffen machen, dass sie schließlich zusammenbrechen.

Typische Symptome
> Überempfindlichkeit aller Sinne
> Akuter Kummer durch Verlust und besonders Liebeskummer
> Tendenz, sich leicht und übermäßig aufzuregen
> Seufzen und Schluchzen

Weitere wichtige Einsatzgebiete
> Entzündete, geschwollene Mandeln mit kleinen Geschwüren
> Schmerzhafte Zusammenschnürung des Anus nach dem Stuhlgang
> Zucken der Muskeln von Gesicht und Lippen

Modalitäten
Verschlechterung morgens, nach Mahlzeiten, Kaffee, Rauchen, Flüssigkeiten, durch äußere Wärme. Besserung beim Essen, durch Lagewechsel.

ACIDUM PHOSPHORICUM – innerlich völlig abgestumpft

Das charakteristische Einsatzgebiet für Acidum phosphoricum ist eine große nervliche Erschöpfung. Zunächst stellt sich geistige Schwäche ein, dann körperliche, bis hin zu völliger Gleichgültigkeit. Dieser Zustand wurde durch Schreck, schwere Krankheiten oder auch den Verlust von Körpersäften (wie Blut, Schweiß, Samenflüssigkeit, Durchfälle) ausgelöst. Als Folge empfinden die Betroffenen Angst und Unruhe im ganzen Körper, oft auch Gewissensangst – besonders nach sexuellen Ausschweifungen.

Die Erschöpfung ist tief und allumfassend: Sie fühlen sich lustlos, sind traurig und grübeln über Ihre Erkrankung. Deshalb haben Sie auch Angst vor der Zukunft und suchen nach starken Persönlichkeiten, die Sie zu stützen vermögen. Ihr Kopf fühlt sich wie benebelt an, Verzweiflung hat sich dort festgesetzt. Sie wollen mit niemandem mehr reden und möglichst nicht angesprochen werden.

Typische Symptome
- Apathie und Gleichgültigkeit
- Mühe, die Gedanken zu sammeln
- Probleme, die richtigen Worte zu finden
- Leiden an den Folgen von Kummer und Schock
- Schwächegefühl in der Brust nach dem Sprechen

Weitere wichtige Einsatzgebiete
- Abends Schwindelgefühle, beim Stehen wie beim Gehen
- Kopfschmerzen mit Druck auf den Scheitel
- Aufstoßen und Übelkeit nach saurem Essen und Trinken
- Schmerzen in der Nabelgegend
- Große Schwäche in den Extremitäten
- Knochen fühlen sich an, als würden sie abgeschabt

Modalitäten
Verschlechterung durch Anstrengung, Angesprochenwerden, Verlust von Körperflüssigkeiten, sexuelle Exzesse, wenn die Blutzirkulation gestört wird. Besserung, wenn Sie sich warm halten.

KENNZEICHEN: SCHWACH AUF DER BRUST

Acidum phosphoricum ist das passende Mittel, wenn Sie durch Sprechen ein Schwächegefühl in der Brust haben oder Ihnen Druck hinter dem Brustbein das Atmen erschwert.

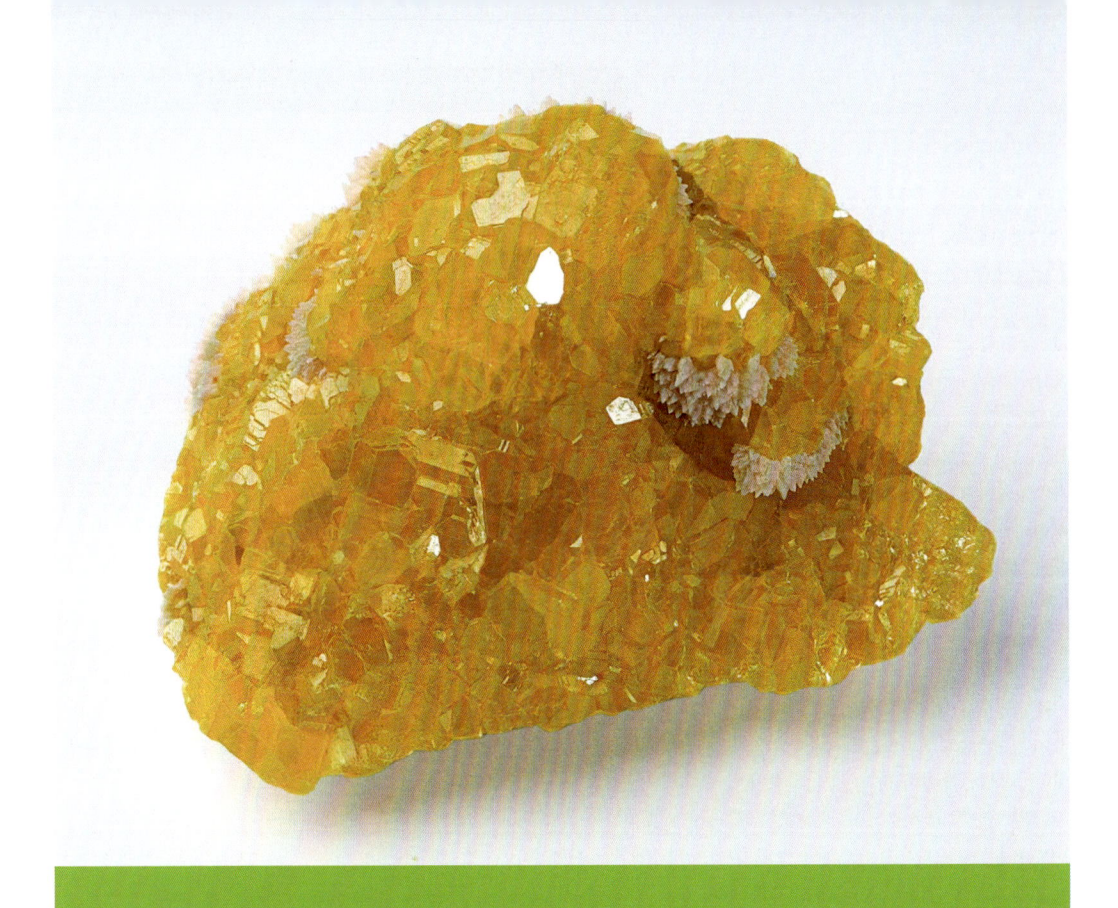

Haut: Der unbestechliche Spiegel der Seele

Die Haut verbirgt nichts. Zu kalt, zu heiß, zu nah, zu fern, das falsche Essen, die falsche Person: Hier lässt sich ablesen, was unter die Haut geht. Wangen röten sich, wenn wir verlegen oder verliebt sind. Poren entsenden Flüssigkeit, wenn uns jemand oder etwas ins Schwitzen bringt. Die Haut – eine etwa zwei Quadratmeter große und bis zu fünf Kilo schwere Visitenkarte unseres Innenlebens und zugleich beschützender Bodyguard, wenn uns ungebetene Eindringlinge auf die Pelle rücken wollen.

»Das juckt mich nicht«, sagen wir gern und geben uns vermeintlich cool, während wir insgeheim Blut und Wasser schwitzen. Der Volksmund benutzt noch mehr Ausdrücke, die unsere Unverletzlichkeit unterstreichen sollen: »Er hat ein dickes Fell« – da könnte der Sulfur-Typ (Seite 102) gemeint sein. Oder: »Das lässt mich kalt.« Oder: »Dafür kann ich mich nicht erwärmen.« Die Sprache versucht Distanz zu schaffen, während wir in Wirklichkeit eine Gänsehaut bekommen, wenn wir gefühlsmäßig berührt sind.

Die Haut fühlt – hier und jetzt. Man könnte sagen: Es gibt für sie nur diesen Moment. Und wenn Sie wissen wollen, wie es Ihnen wirklich geht, müssen Sie sie nur fragen, ob Sie sich wohl in Ihrer Haut fühlen oder, wie Mercurius (Seite 104), am liebsten aus der Haut fahren würden.

An der Schnittstelle zwischen Außen- und Innenleben treffen alle Einflüsse aufeinander – die guten und die schlechten. Umwelteinflüsse wie Chemikalien, Pestizide oder Abgase mischen sich mit der Reinheit oder auch Unreinheit unserer Ernährung, aber auch mit der seelischen Nahrung, die wir zu uns nehmen. Daraus entsteht unter Umständen ein Cocktail, der Ihre Haut zu allen möglichen allergischen oder entzündlichen Ausschlägen, Auswüchsen, Pickeln und Warzen anregen kann, wie es so ausgeprägt bei Thuja (Seite 105) der Fall ist. Es juckt, brennt, nässt. »Hilfe!« ruft die Haut, »hier brodelt es …«

Schönheitsbesessen, wie wir sind, versuchen wir dann, die sichtbaren Zeichen der unsichtbaren Konflikte so schnell wie möglich zu beseitigen. Cremes müssen her. Am besten solche, die jede entzündliche Reaktion der Haut unterdrücken. Was dabei jedoch häufig geschieht, ist, dass die Entzündung von der Haut in tiefere Schichten gedrängt wird. Nun sehen wir das Übel zwar nicht mehr, aber die ursprüngliche Störung hat sich im wahrsten Sinn des Wortes vertieft.

Die Homöopathie geht genau den umgekehrten Weg: Aus ihrer Sicht ist die Haut die letzte Station, über die der Körper sich am Ende seiner ungesunden Last entledigen will. Wenn sie Ihre Schwachstelle ist, sollten Sie die sanften Helfer aus der Homöopathie in Anspruch nehmen.

DAS CORTISON DER HOMÖOPATHIE

Wenn Sie zu juckenden Ekzemen neigen, kann Cardiospermum (Herzsame) die Symptome lindern. Studien zeigen, dass die daraus gewonnene Salbe (etwa Halicar) sehr häufig so gut wirkt wie eine Cortison-Creme, jedoch ohne deren Nebenwirkungen.

SULFUR – ein scheinbar dickes Fell

Zu der homöopathischen Arznei Sulfur – gelber Schwefel (Foto Seite 100) – gehören zwei scheinbar völlig verschiedene Typen: Der eine ist ein oft magerer, insgesamt schmuddelig wirkender, krummer Mensch – Typ zerstreuter Professor –, der wegen seiner Rückenschwäche nur schlecht stehen kann. Er hat Freude an geistreichen Debatten und stellt sich immer wieder neuen Aufgaben. Doch leider hat er keine Kraft, sie dann auch zu Ende zu führen. Daheim herrscht bei ihm in der Regel eine grenzenlose Unordnung, in der er jedoch erstaunlicherweise alles sofort findet.

Der andere Sulfur-Typ steckt voller Vitalität und Energie, ist sehr kreativ, oft elegant, aber trotzdem nicht ganz ohne Makel gekleidet. Er arbeitet hart, strebt nach Erfolg, Anerkennung und Besitz, setzt sich aber manchmal auch bedenkenlos über Sitten und Gesetze hinweg. Er ist äußerst selbstsüchtig. Dieser Typ scheint ein dickes Fell zu haben. Doch in Wirklichkeit gehen ihm wie auch dem ersten Typ Dinge tief unter die Haut.

Beiden gemeinsam ist die Neigung zu Ausschlägen und allen Arten von Hautsymptomen. Sulfur ist das homöopathische Hauptmittel – sei es für Ekzeme aller Art, Entzündungen wie Furunkulose oder auch allergische Reaktionen. Oft sind die natürlichen Körperöffnungen gerötet und Sitz von Hautausschlägen, die heftig brennen oder jucken. Die Haut ist hart und trocken und alle Ausdünstungen riechen streng und unangenehm. Das Mittel ist besonders angezeigt, wenn Hautausschläge unterdrückt wurden, was heute meist durch Cortisonsalben geschieht. Dann erkranken statt der Haut oft innere Organe, wie zum Beispiel die Lungen, sodass Asthma entsteht. Wird auch diese Krankheit durch Cortisontabletten unterdrückt, kann sich eine schwere Depression entwickeln. So verschiebt sich die Krankheit immer mehr nach innen und ist immer schwieriger zu heilen. Der berühmte homöopathische Arzt Constantin Hering hat dies so ausgedrückt: »Krankheiten heilen von oben nach unten und von innen nach außen.

SULFUR REINIGT

Das homöopathische Mittel Sulfur ist ein echter Tausendsassa. Wenn andere homöopathische Mittel versagen, regt es die Reaktionsfähigkeit des Körpers an. Ebenso wirkt es als großer Reiniger, zum Beispiel nach Medikamenten wie Antibiotika.

Ihre Symptome verschwinden in der umgekehrten Reihenfolge ihrer Entstehung.« Diese sogenannte Hering'sche Regel besagt, dass zunächst die geistig-seelischen Symptome sich bessern müssen (von oben nach unten), danach die körperlichen organbezogenen und zuletzt die Haut (von innen nach außen), wobei eine Art Rückwärtslauf früherer Krankheitssymptome erfolgt. In unserem Beispiel bedeutet das: Zuerst muss die Depression verschwinden, danach das Asthma vorübergehend wieder auftreten, dann folgen die anfänglichen, ursprünglichen Hautsymptome bis zur endgültigen Heilung.

Typische Symptome
> Sie haben generell trockene, schuppige und ungesunde Haut
> Jucken und Brennen, das sich durch Waschen und Kratzen verschlimmert
> Wundheit, besonders in Hautfalten

Weitere wichtige Einsatzgebiete
> Nach zu vielen Homöopathika als Reaktionsmittel
> Chronisch trockener Nasenkatarrh
> Absonderungen und Ausdünstungen riechen unangenehm

Modalitäten
Verschlechterung durch Ruhe, Stehen, Bettwärme, Waschen, Baden, um 11 Uhr vormittags, nachts, durch Alkohol. Besserung durch trockenes, warmes Wetter, Anziehen der betroffenen Glieder, Liegen auf der rechten Seite.

ZWEI WICHTIGE MITTEL BEI HERPESBLÄSCHEN
> **Rhus toxicodendron** bei Lippenherpes mit heftig juckenden Bläschen. Sie fühlen sich extrem ruhelos.
> **Mezereum** bei Herpes zoster (Gürtelrose) mit unerträglichem Jucken und brennenden Schmerzen. Ausschläge bilden dicke Krusten mit Eiter darunter.

MERCURIUS – ruhelos und reizbar

Der Typ Mercurius (Quecksilber) hat verschiedene Gesichter. Die einen frieren ständig und können trotz Einhüllen nicht warm werden. Andere sind hitzig und decken sich auf. Mal sind sie eilig, ruhelos, aufgeregt und reizbar mit großem Redefluss, mal von nüchterner Intelligenz und der Fähigkeit, die Empfindungen anderer Menschen rasch zu erfassen. Manche Menschen, die homöopathisches Mercurius brauchen, sind sehr gute Schauspieler. Ebenso können sie verlangsamt, träge, begriffsstutzig und unkonzentriert sein. Oft besteht ein Mangel an Selbstvertrauen bis zum Verfolgungswahn, sodass der Betroffene schließlich jeden für seinen Gegner hält. Dann können schreckliche, zerstörerische Impulse auftauchen (»Ich könnte ihn umbringen!«). An der Haut treten die unterschiedlichsten Ausschläge auf: von Quaddeln über Flecken, Flechten, Ekzeme bis hin zu Geschwüren. Gemeinsam ist ihnen allen ein brennendes Gefühl und eine Verschlimmerung durch Berührung, Jucken und Schwitzen. Typisch für Mercurius ist die nächtliche Verschlimmerung aller Symptome und die Gelbfärbung der Wäsche durch den immer vorhandenen Schweiß.

Typische Symptome
> Die Haut ist ständig feucht
> Neigung zu reichlichem Schwitzen, was jedoch keine Erleichterung verschafft
> Pustelausschläge
> Geschwüre, die an den Rändern unregelmäßig begrenzt sind
> Um den Hauptausschlag bilden sich Pickel

Weitere wichtige Einsatzgebiete
> Lymphknoten schwellen bei jeder Erkältung an
> Zittern der Extremitäten, Parkinson-Erkrankung

Modalitäten
Verschlechterung nachts und durch nasses, feuchtes Wetter, Schwitzen, warmes Zimmer und Bett, Liegen auf der rechten Seite. Besserung durch Ruhe, mäßige Temperaturen.

DIE FRAGE ZUM GESUNDWERDEN

»Was will ich vor der Welt verbergen?« Die drei Arzneitypen lassen sich alle nicht gern in die Karten schauen und versuchen, ihr Inneres zu verbergen. Ihre inneren Konflikte drücken sich oft über die Haut aus. Lang gehütete Geheimnisse aufzuschreiben, kann einen Reinigungsprozess in Gang setzen, sodass die Haut heilen kann.

THUJA – was innen drin ist, geht niemanden etwas an

Der Typ, dem Thuja (Lebensbaum) bei seinen zahlreichen Hautproblemen helfen kann, ist zunächst am besten durch äußere Merkmale zu erkennen: Falten zwischen den Augenbrauen und solche, die von den Mundwinkeln zu den Nasenflügeln verlaufen. Die Venen treten besonders an den Händen, im Gesicht und unter der Zunge deutlich hervor. Der ganze Mensch wirkt etwas unsauber und schwitzt leicht. Auf der seelischen Ebene ist er von einem Schuldgefühl gequält, das er nicht wirklich benennen kann. Er meint, dass andere ihn nicht wirklich mögen würden, wenn sie ihn tatsächlich kennen würden. Die Angst vor »Entdeckung« quält ihn, obwohl dieses Beschämtsein keine reale Grundlage hat. Viele verschiedene Hautprobleme sprechen für Thuja: ein allgemeiner Juckreiz etwa, der überwiegend abends und nachts auftritt und durch Kratzen in Brennen übergeht. Auch typisch: Hautausschläge in Form von braunroten Flecken, Eiterpickel oder Furunkel. Sie treten meist an bedeckten Hautstellen auf.

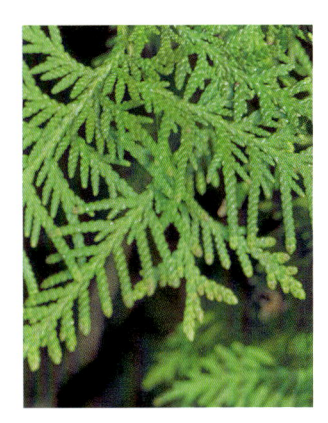

Thuja gibt es auch als Tinktur zur äußerlichen Behandlung von Warzen und Polypen.

Typische Symptome
> Knötchen, Warzen, Polypen, Geschwüre, Herpes
> Ausschläge nur auf bedeckten Körperteilen
> Ölig glänzende Haut
> Charakteristisch: häufiger Harndrang bei allen Krankheiten

Weitere wichtige Einsatzgebiete
> Nägel sind brüchig und haben Rillen, Zehennägel wachsen ein
> Schmerzhafte weiße Bläschen an der Seite der Zunge mit Wundheitsgefühl
> Schweiß riecht unangenehm und färbt die Wäsche gelb
> Thuja ist das wichtigste Mittel bei Impfschäden

Modalitäten
Verschlechterung durch feuchte Kälte und Nässe. Besserung durch Druck, Abreiben und Ausstrecken. Besserung durch Absonderungen, Nasenlaufen, Wärme, Bewegung.

KENNZEICHEN: INNERE SPALTUNG

Menschen, die Thuja brauchen, haben oft das Gefühl, als ob eine fremde Person an ihrer Seite wäre oder als ob Körper und Seele voneinander getrennt seien. Ihre persönlichen Gefühle halten sie lieber vor anderen verborgen.

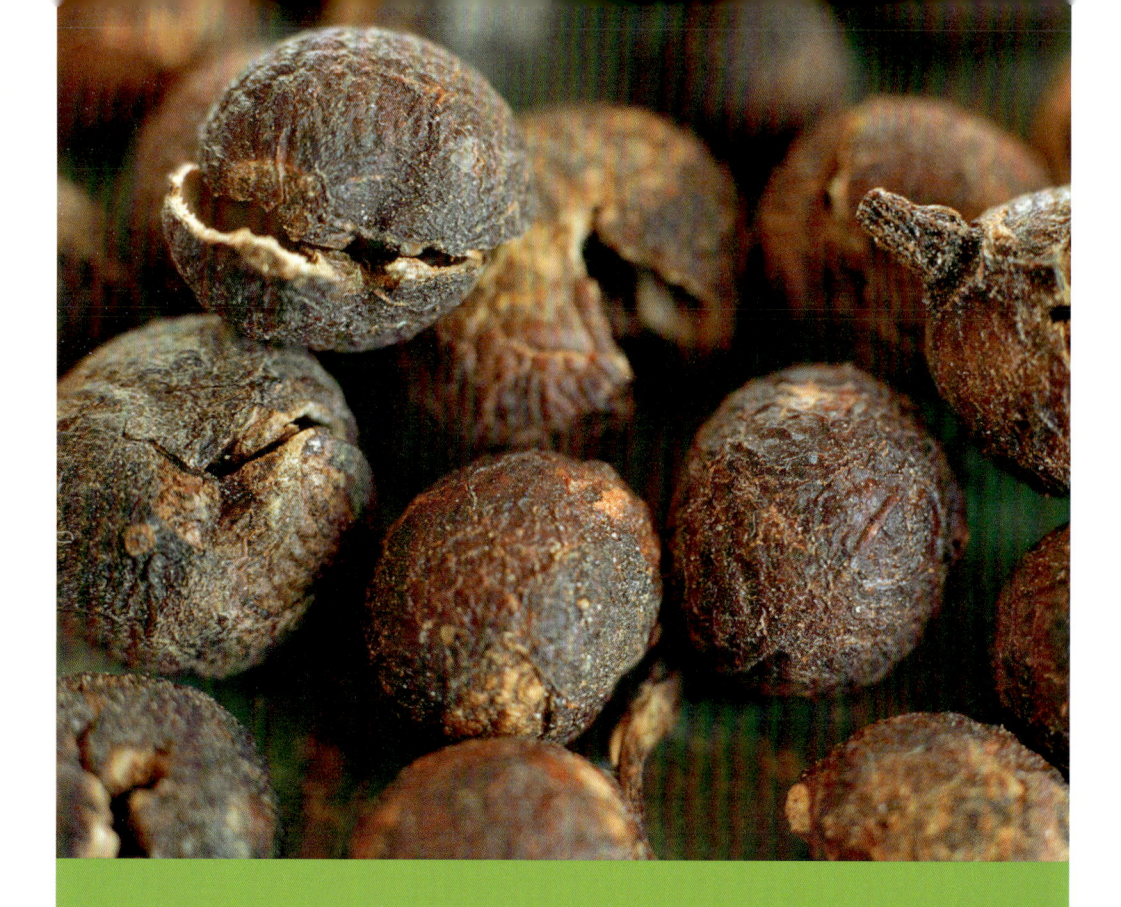

Schlaf: Wenn die Nacht zum Tag wird

Der Schlaf ist wenig interessiert an unserem Willen. »Ich will jetzt schlafen« ist ein schöner und wichtiger Vorsatz. Doch ob wir wirklich zur Ruhe kommen oder ob uns etwas den Schlaf raubt, wird im vegetativen Nervensystem entschieden, von Hormonen gesteuert und von der Seele beeinflusst. Wie alle Dinge, die sich scheinbar von selbst ereignen – Herzschlag, Atmung oder Verdauung –, setzen wir auch gesunden Schlaf als selbstverständlich voraus und glauben, nichts dafür tun zu müssen.

Doch das stimmt nur so lange, wie wir nichts gegen unseren guten Schlaf tun! Wie der Tag verläuft, entscheidet darüber, wie sich die Nacht gestaltet. Rauben Sorgen oder einschneidende Ereignisse Ihnen Kraft und Schlaf, wie es der Arznei Zincum metallicum (Seite 111) entspricht? Drehen sich Ihre Gedanken gebetsmühlenartig im Kreis, ohne zu einem Ergebnis zu kommen, wie es bei der Arznei Coffea (Seite 110) beschrieben wird?

Auch blaues Computerlicht, das dazu angetan ist, uns bei der Arbeit wach zu halten, verschiebt die Hormonachsen bei sensiblen Menschen. Nächtliches Surfen im Internet hat einen hohen Preis: Sie verlieren dadurch nicht nur Ihren eigenen zirkadianen Rhythmus und finden in der Folge keinen Schlaf mehr. Eventuell kann diese Verschiebung sogar Unfruchtbarkeit mit auslösen, weil die Hormonzyklen alle abhängig voneinander funktionieren.

Ungelöste Konflikte und zu schweres Essen können das Tag-Nacht-Gleichgewicht ebenfalls empfindlich stören. Und nicht zuletzt verschiebt sich die Achse vom Bewusstsein in Richtung Unterbewusstsein, was manchen homöopathischen Typen Angst bereitet. Die einen fürchten sich vor nächtlichen Einbrechern (siehe Natrium muriaticum, Seite 40) oder dem Tod (siehe Arsenicum, Seite 66). Die anderen fühlen sich schlechter, nachdem sie geschlafen haben (etwa Lachesis, Seite 79). Oder sie sind völlig verquer, wenn jemand sie aus ihrem Schlaf aufweckt (siehe Nux vomica, Seite 64) und haben dann eine schreckliche Laune. Schlafen bedeutet, die Kontrolle aufzugeben. Im Land der Träume regieren nicht mehr wir selbst. Wenn Sie schon einmal über Zeitzonen geflogen sind, wissen Sie, wie anfällig unser Biorhythmus auf Verschiebungen reagiert. Dann kann Cocculus (Seite 108) Ihnen Ruhe schenken. Für zwei Stunden Verschiebung braucht der Körper einen Tag, um sich wieder einzupendeln. Noch viel schwieriger ist gesunder, erholsamer Schlaf für Schichtarbeiter(innen) zu erreichen. Ihr natürlicher Rhythmus wird permanent gestört. Auch sie sollten die sanfte Homöopathie als Helfer ausprobieren.

RITUALE ZUR SCHLAFENSZEIT

Um leichter in den Schlaf zu kommen, sollten Sie jeden Abend möglichst zur gleichen Zeit ins Bett gehen. Auch kleine Rituale können helfen: eine Duftlampe mit Lavendel für 20 Minuten brennen lassen, warme Socken anziehen oder einen Kräutertee trinken.

COCCULUS – ich dreh total am Rad

Menschen des Typs Cocculus (Kockelskörner, Foto Seite 106) sind oft romantisch, sehr belesen, intelligent und vielseitig interessiert. Als gute Gesellschafter haben die Männer Erfolg bei den Frauen und leben ihre starke Sexualität als Playboys aus. Das wiederum schwächt auf die Dauer ihre Lebenskraft. Sie werden müde, zittrig und leicht erregbar. Bald vertragen sie keinen Widerspruch mehr oder ärgern sich bei den geringsten Anlässen. Oft besteht eine Überempfindlichkeit gegen Geräusche und Gerüche, während sie selbst ein unwiderstehliches Bedürfnis haben, zu singen. Sie ziehen sich zu Ihren Büchern zurück, lesen und arbeiten die ganze Nacht hindurch. Dadurch entsteht ein noch größeres Schlafdefizit mit nachfolgender Schlaflosigkeit. Schließlich sind Sie so geschwächt, dass Ihnen schon bei der geringsten Anstrengung der Schweiß ausbricht.

Die Beschwerden, die oft als Folge von Kummer, Zorn und Sorgen auftreten, zeigen sich, besonders bei Frauen, auch bei der Pflege eines erkrankten, nahestehenden Angehörigen. Wenn Ihnen sein angeschlagener Zustand den Schlaf raubt und Sie sich zutiefst besorgt und traurig darüber fühlen, sollten Sie unbedingt an dieses Mittel denken, um in dieser sensiblen Situation mehr innere Stabilität zu erlangen.

Der Schlafmangel, zu dem die homöopathische Arznei Cocculus passt, ist die Folge von Nachtwachen und Überarbeitung. Manchmal ist Ihnen sogar schwindelig vor lauter Übernächtigung. Unruhe, die häufig mit Angst verbunden ist, zieht dann durch den ganzen Körper und raubt Ihnen den Schlaf. Besonders Ihre Beine sind unruhig – Sie können sie nicht stillhalten. Am Morgen sind Sie schläfrig und müssen ständig gähnen, wobei ein Knacken im Ohr auftreten kann. Damit einher geht oft Schwindel beim Aufstehen, ein Gefühl, als wären Sie betrunken, das insbesondere bei passiver Fortbewegung in einem Fahrzeug – ebenso auf einem Schiff oder im Flugzeug – auftritt.

> **GU-ERFOLGSTIPP**
> **DAS HILFT BEI JETLAG**
>
> Cocculus ist das wichtigste Mittel bei Jetlag. Nehmen Sie zwei Tage vor dem Abflug morgens und abends 5 Kügelchen einer D12-Potenz und setzen Sie die Einnahme fort, bis sich Ihr Körper an die neue Zeitzone angepasst hat.

Unter Umständen bekommen Sie sogar Migräne vom Fahren und können infolgedessen nicht auf dem Hinterkopf liegen.

Typische Symptome
> Krampfhaftes Gähnen; ständig ein »dösiges« Gefühl
> Erschöpfung nach Schlafmangel durch Nachtwachen oder durch nächtliches Stillen
> Tiefe Traurigkeit und Unfähigkeit, Widerspruch zu ertragen
> Große Angst um die Gesundheit der Familie

Weitere wichtige Einsatzgebiete
> Schwindel und Übelkeit besonders beim Fahren
> Jetlag bei Zeitzonenwechseln (siehe GU-Erfolgstipp links)
> Migräne vom Fahren

Modalitäten
Verschlechterung durch Essen, Schlafmangel, im Freien, beim Fahren (Auto, Schiff), durch Geräusch, Berührung, Erschütterung, während der Menstruation. Besserung durch Sitzen und ruhiges Liegen.

DREI WICHTIGE MITTEL, DAMIT SIE GUT SCHLAFEN

> **Avena sativa** (Hafer): bei Schlaflosigkeit nach geistiger Überanstrengung und wenn Sie sich nach einer erschöpfenden Krankheit nervös und entkräftet fühlen. 30 Tropfen Urtinktur in 100 Milliliter heißem Wasser auflösen und vor dem Schlafengehen trinken.
> **Strychninum phosphoricum** hilft Bewegungsmuffeln, wenn ihre Schlafstörungen durch zu viel Alkohol, Tabak oder Kaffee hervorgerufen werden.
> **Cypripedium** passt besonders gut zu Kindern, die nachts vergnügt erwachen, nun hellwach und lebhaft sind, spielen wollen und nicht wieder einschlafen. 5 Kügelchen D6 helfen ihnen in den Schlaf – und damit auch ihren Müttern.

COFFEA – stürmische Gedankenflut

Coffea-Menschen sind ungewöhnlich lebhaft, leicht beeindruckbar, redselig, besitzen ein gutes Gedächtnis und haben ein großes Harmoniebedürfnis bis hin zur Selbstverleugnung. Dabei sind sie innerlich unsicher und reagieren sehr empfindlich – auf Kummer ebenso wie auf Freude. Das kann zu raschem Stimmungswechsel mit Neigung zu Hypochondrie und Hysterie führen. Sehen, Hören, Riechen, Tasten und Denken sind anfangs gesteigert und geschärft, bei fortschreitender Störung jedoch zunehmend blockiert. Die Ursache der Schlaflosigkeit ist die Übererregung. Eine Flut von Gedanken stürmt nachts auf sie ein und hindert sie am Schlafen. Die Fantasie ist ständig beschäftigt, sodass der Schlaf immer wieder unterbrochen wird. Der Kopf ist oft rot und heiß. Meist sind es große, magere Personen mit dunkler Hautfarbe und mit gebeugtem Gang, denen diese Arznei guttut. Weitere Symptome: Die Betroffenen leiden neben ihrer Schlaflosigkeit an Kopfschmerzen, Händezittern, nervösem Herzklopfen, Trockenheit oder Kloßgefühl im Hals bis hin zu Fieber und Durchfall.

DIE FRAGE ZUM GESUNDWERDEN

»Was würde geschehen, wenn ich mein Engagement für einige Stunden loslasse?« Probleme zu lösen, kann ein Gefühl von Bedeutung und Zugehörigkeit vermitteln. Wenn Sie anfangen, sich über die Anzahl erfolgreicher »Noteinsätze« zu definieren, kann die obige Frage die Bedeutung der Sorgen wieder in die richtige Perspektive rücken.

Typische Symptome
› Schlaflos aufgrund geistiger Aktivität oder ab 3 Uhr morgens
› Drang, sich ständig zu bewegen, führt zu Schlaflosigkeit
› Insgesamt deutlich erhöhte Schmerzempfindlichkeit
› Unverträglichkeit von Tabak, Alkohol und selbst Kamillentee

Weitere wichtige Einsatzgebiete
› Zu hastiges Trinken und Essen, was zu Magenüberladung und Blähsucht mit Kolikschmerzen führen kann
› Schwitzen trotz kalter Haut, Sonne wird nicht vertragen
› Bei klimakterischen Beschwerden besteht trotz Hitzegefühls Abneigung gegen oder Unverträglichkeit von frischer Luft

Modalitäten
Verschlechterung durch exzessive Gemütsbewegung, starke Geräusche, Gerüche, Kälte, nachts, durch (Zug-)Luft. Besserung durch Wärme, Hinlegen, Eis im Mund.

ZINCUM METALLICUM – nachts kommen die Gespenster

Menschen, die Zincum metallicum brauchen, sind Individualisten und stark emotional geprägt. Zwischen Stimmungsextremen schwankend, sind sie innerlich unruhig und immer in Eile. Kreativ, aber gleichzeitig unberechenbar und chaotisch, können sie andere mit ihrer Ausstrahlung begeistern und mitreißen. In ihnen sieht es jedoch anders aus: Sie kommen über schlimme Erlebnisse nicht hinweg und fühlen sich dann innerlich geschwächt. Sie werden überempfindlich gegen Geräusche (Lärm, Stimmen) und machen ihre Umwelt durch ständiges Jammern verrückt. Zur inneren Unruhe kommt die äußere: Sie können ihre Glieder, besonders die Beine, nicht mehr ruhig halten und müssen sie immerzu bewegen. Das Ganze wiederum führt zu Schlafstörungen. Entweder können sie gar nicht erst einschlafen oder sie erwachen häufig durch grausige Träume und schrecken zum Teil mit Schreien auf. So tritt zu der geistigen Entkräftung eine zunehmende körperliche Schwäche mit großer Unruhe und ruckartigen, unwillkürlichen Bewegungen ganzer Muskelgruppen und mit zunehmender Kraftlosigkeit der Glieder. Die kleinste Menge Wein verstärkt diese Symptome!

Typische Symptome
> Betroffene fühlen sich lethargisch und benommen
> Sie erwachen erschreckt mit aufgerissenen Augen
> Sie schreien im Schlaf, wachen davon jedoch nicht auf
> Hände und Füße bewegen sich im Schlaf; Schlafwandeln

Weitere wichtige Einsatzgebiete
> Hautausschläge, die sich nach innen schlagen
> Schmerzen am letzten Brust- und ersten Lendenwirbel
> Füße sind in ständiger, ruheloser Bewegung

Modalitäten
Verschlechterung während der Regel, durch Berührung, durch Wein, nach der Hauptmahlzeit, zwischen 17 und 19 Uhr. Besserung während des Essens, durch Auftreten von Hautausschlägen.

KENNZEICHEN: UNTERDRÜCKUNG

Die Symptome des überreizten Zincum-Patienten werden meist durch (medikamentöse) Unterdrückung von Hautausschlägen oder Körperausscheidungen wie Regelblutung, Wochenbettfluss, Milch bei Wöchnerinnen oder Fußschweiß ausgelöst.

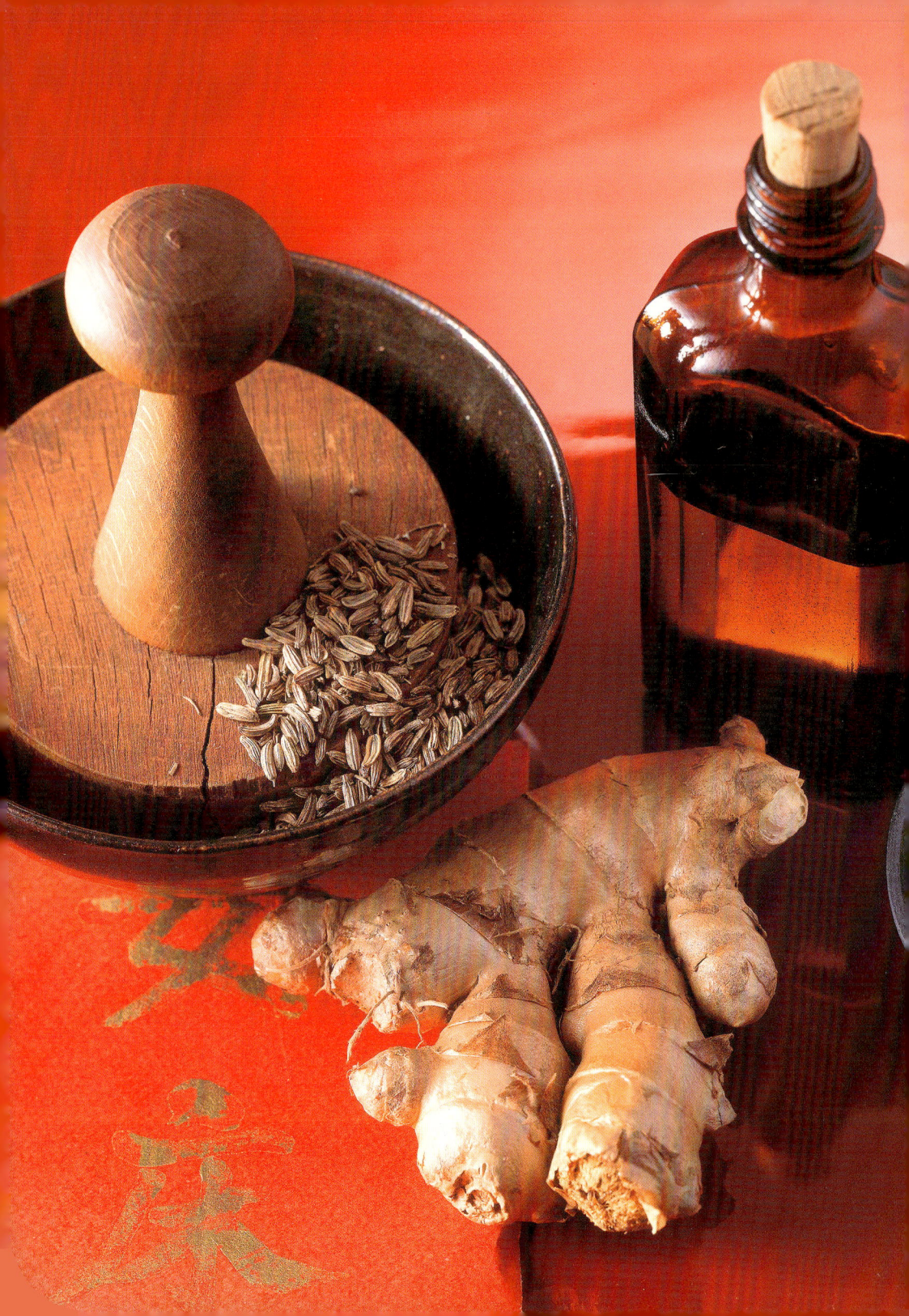

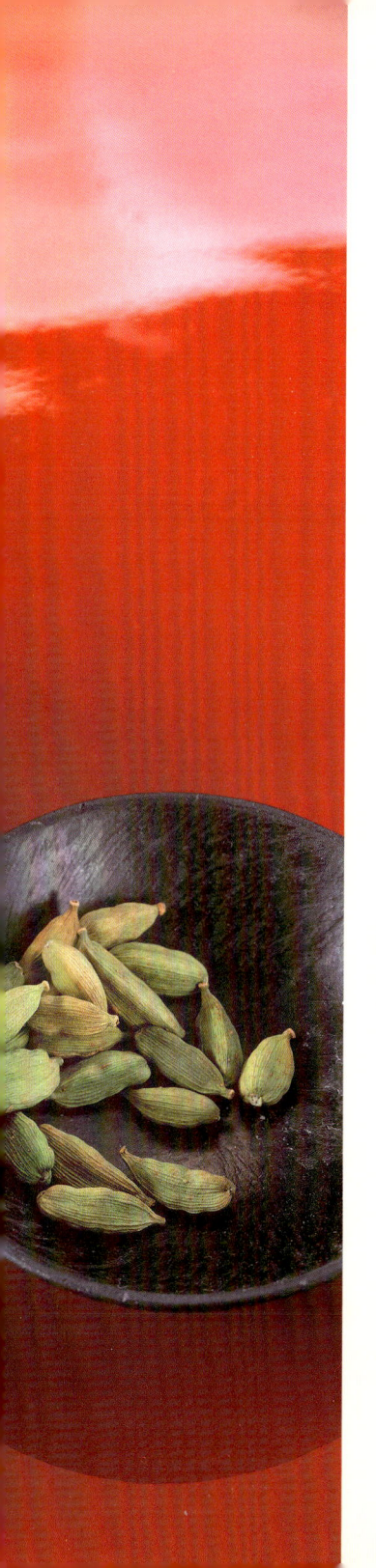

DIE GROSSEN SCHWESTERN DER HOMÖOPATHIE

Akupunktur und Ayurveda ergänzen sich in vieler Hinsicht mit der Homöopathie. Was alle drei Heilweisen gemeinsam haben: Für sie zählt nicht der Name der Krankheit, sondern der Mensch, der an ihr leidet.

Akupunktur: Energieblockaden lösen	114
Ayurveda: Vereint mit den Prinzipien des Lebens	118

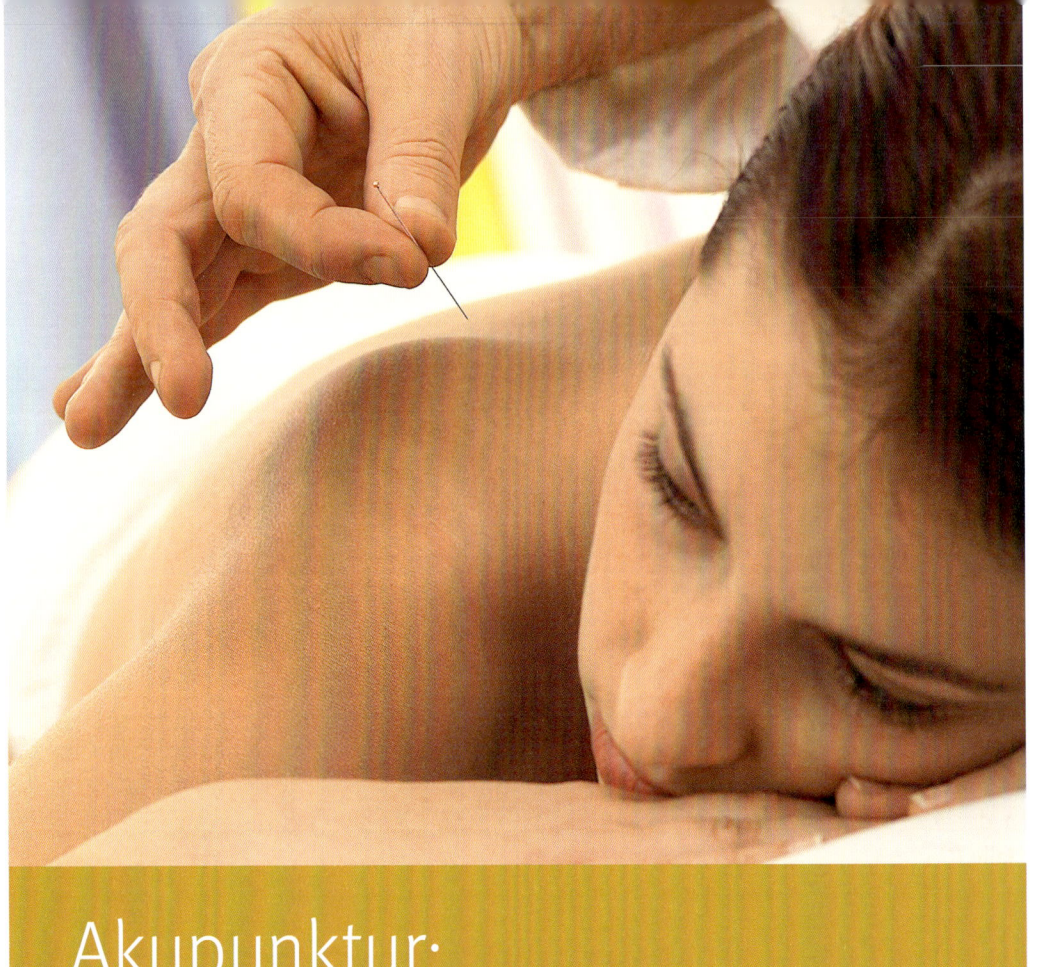

Akupunktur:
Energieblockaden lösen

Das harmonische Gleichgewicht zwischen Yin (passiv, empfangend) und Yang (aktiv, gebend) entscheidet aus Sicht der Traditionellen Chinesischen Medizin über Gesundheit und Krankheit. Diese Energie, in der Traditionellen Chinesischen Medizin Qi genannt, zirkuliert im Idealfall in einer perfekt abgestimmten, dynamischen Balance von Geben und Nehmen durch das sogenannte Meridiansystem. Der Gedanke des inneren, dynamischen Gleichgewichts oder der inneren Ordnung findet sich auch im Ayurveda

(Seite 118) und in der Homöopathie: Schwachstellen und Krankheiten entwickeln sich dort, wo unsere inneren Regulationskräfte nicht (mehr) zu unseren Gunsten funktionieren. Die passende homöopathische Arznei verstärkt die Beschwerden minimal, um die entsprechenden Heilkräfte an diesen bestimmten Punkt zu lenken und für Ausgleich zu sorgen.

Auch durch die Akupunktur wird ein solcher Heilreiz ausgelöst – über die Meridiane. Diese verlaufen wie ein Autobahnnetz mit Abzweigungen zu den jeweiligen Organen von Kopf bis Fuß durch den ganzen Körper. Sie funktionieren wie ein körpereigenes Schleusensystem: Wenn irgendwo ein Stau entsteht – was in einem Bereich des Körpers zu einem Zuviel an Energie führt und in einem anderen Bereich zu einem Zuwenig –, kann ein Akupunkteur den Fluss dieser Energie mithilfe von Akupunkturnadeln an genau definierten Punkten harmonisieren.

Alles ist mit allem verbunden

In den zwölf Funktionskreisen des Körpers – wie zum Beispiel Galle (Yin) und Leber (Yang), Niere (Yin) und Blase (Yang) oder Lunge (Yin) und Dickdarm (Yang) – sind immer beide Prinzipien repräsentiert: Yin, das Empfangende, und Yang, das Gebende. Wenn wir noch einmal auf die Definition einer Schwachstelle zurückkommen – »der Teil des Systems, der unter Belastung zuerst versagt« –, dann ist sowohl zu viel geben als auch zu viel nehmen eine Belastung für Seele und Körper. Auch darin stimmen Homöopathie und Traditionelle Chinesische Medizin überein. In der chinesischen Philosophie erzeugen und kontrollieren zudem fünf Elemente die im Körper zirkulierende Energie: Holz, Feuer, Erde, Metall und Wasser, was man in der Homöopathie als Modalitäten – Umstände, durch die Beschwerden auftreten – bezeichnen würde. Über die Meridiane sind die Funktionskreise miteinander verbunden. Ist in einem dieser Regelkreise der Energiefluss im Sinne von zu viel oder zu wenig gestört, sind auch andere Organsysteme betroffen. In der Homöopathie drückt sich dies dadurch aus, dass eine einzige Arznei zusammenhängende Symptome des gesamten Körpers umfasst.

EIN GUTER AKUPUNKTEUR

An diesen Kriterien ist ein guter Akupunkteur zu erkennen: Er verfügt über eine fundierte Ausbildung in Traditioneller Chinesischer Medizin, betreibt Akupunktur nicht nebenher, sondern hauptsächlich, und schafft in seiner Praxis eine Atmosphäre, in der Sie sich wohl und verstanden fühlen.

INTERVIEW

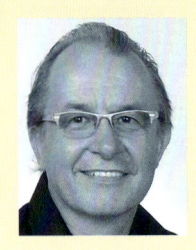

»Es gibt kein isoliertes, grundloses Geschehen«

Interview mit Prof. Dr. Günter Gunia, Akupunktur-Spezialist in Bramsche, Dozent an den Universitäten Potsdam und Wien

Kann Akupunktur die Schwachstellen eines Menschen positiv beeinflussen?

Ja. Die grundsätzliche Funktion ist zunächst die Wiederherstellung der Parität aller Grundorgane, das heißt, alle müssen harmonisch miteinander funktionieren, ohne dass eines die Oberhand gewinnt.

Können Sie ein Beispiel nennen?

In der chinesischen Medizin baut alles auf der Philosophie der Funktionskreise auf. Die Niere steht zum Beispiel demnach nicht nur für das Organ an sich, sondern auch für unsere Knochen. Eine Störung, zum Beispiel durch Kälte, löst eine Kettenreaktion in den Regelkreisen aus. Eine Störung führt zur nächsten, weil die Organe in sogenannten Erzeugerzyklen alle miteinander verbunden sind.

Welche Konsequenz hat das?

Wenn jemand zum Beispiel an Rückenschmerzen leidet, hat sich die Niere verkühlt. Aber nicht nur dieses Organsystem ist betroffen, sondern als Folge davon auch die Milz, die wiederum für die Muskulatur steht.

In der Homöopathie dienen äußere Auslöser, der innere, seelisch-geistige Zustand und die körperlichen Symptome als Landkarte für die Therapie. Ist das in der Akupunktur ähnlich?

Was die ganzheitliche Denkweise angeht, ja. Es gibt kein isoliertes, grundloses Geschehen. Die Auslöser spielen eine wichtige Rolle. Nehmen wir zum Beispiel die Schwachstelle Gelenke. Sie werden von verschiedenen Bis – Bi bedeutet Schmerz – beeinflusst: Kälte, Wind, Nässe. Dadurch werden wiederum innere Organe in Mitleidenschaft gezogen, bei Kälte die Niere, bei Wind die Leber, bei Nässe die Milz. Kommen alle Bis zusammen, entsteht Hitze-Bi und damit Rheuma.

Sie behandeln also kein lokales Problem, dort wo Sie die Nadeln platzieren, sondern die inneren Organsysteme?

Ja, und zwar immer unter Berücksichtigung der Auslöser, des individuellen Typs und des seelischen Befindens. Erst wenn man alle drei Betrachtungsweisen zusammenfügt, ergibt sich ein Bild.

Wie stellen Sie die Diagnose?

Das geschieht mithilfe von Puls-, Zungen- und Ohrdiagnostik. Jede gibt auf ihre Weise Auskunft über den Energiezustand des Körpers.

Durch welches Ungleichgewicht wird Migräne ausgelöst?

Bei der Migräne ist das Hauptproblem die Leber. Wir sprechen vom aufsteigenden Leber-Yang, der aktiven Energie. In der Leber ist bei Migräne zu viel Hitze – Zorn, Wut und Rage, die nach oben steigen. Die Attacke kann aber auch durch Alkohol, Nikotin und fettes Essen ausgelöst werden.

In der Homöopathie gibt man in einem solchen Fall Nux vomica. Und in der Akupunktur?

Die Akupunktur harmonisiert den Überschuss an Leberenergie, die übrigens auch die Augen beeinflusst. Aber auch Gallenblasen- und Magenpunkte (gegen die Übelkeit) sind im Kopfbereich vertreten. Das Ziel ist, die Balance der Kräfte über die Energiebahnen wiederherzustellen, was sehr gut gelingt.

Gelten die gleichen Regeln bei Migräne während der Periode?

In diesem Fall kommt ein weiteres Ungleichgewicht ins Spiel. Wenn ein Mensch im Grenzbereich arbeitet und sich völlig verausgabt, kommt es zu einer Qi-(Energie-) und Blutschwäche, die durch die Blutung noch verstärkt wird. Zusammen mit dem Überschuss an Leberenergie hat man dann den doppelten Auslöser.

Wie muss man sich die Balance aus Sicht der chinesischen Medizin vorstellen?

Es gibt eine Verbindung zwischen Unterbewusstsein, Psyche und Soma (Körper). Die Fünf-Elemente-Lehre fasst alle körperlichen, aber auch alle emotionalen Qualitäten zusammen. Sie alle sind gleichermaßen verletzlich, traumatisierbar – aber auch förderbar.

Behandeln Sie auch Ihre Kinder mit Akupunktur?

Ja, in Kombination mit Homöopathie. Aber statt Nadeln nehmen wir bei Kindern Samenkörnchen. Die können sie auf der Hand ausprobieren und sehen: Es tut gar nicht weh.

Verursacht Akupunktur eine Erstreaktion wie die Homöopathie?

Ja. Wenn eine Entzündung im Körper ist, wie zum Beispiel bei der Neurodermitis, entflammt sie noch einmal, bevor sie abheilt. Was die Seele betrifft, vertieft sich das Bewusstsein für den Körper.

Bedeutet das, dass ein Patient auch an seiner eigenen Genesung mitwirken kann?

Auf jeden Fall. Aber nur wenn der Patient erkennt, auf welche Weise er sich selbst Schaden zufügt, kann er sein Verhalten auch verändern.

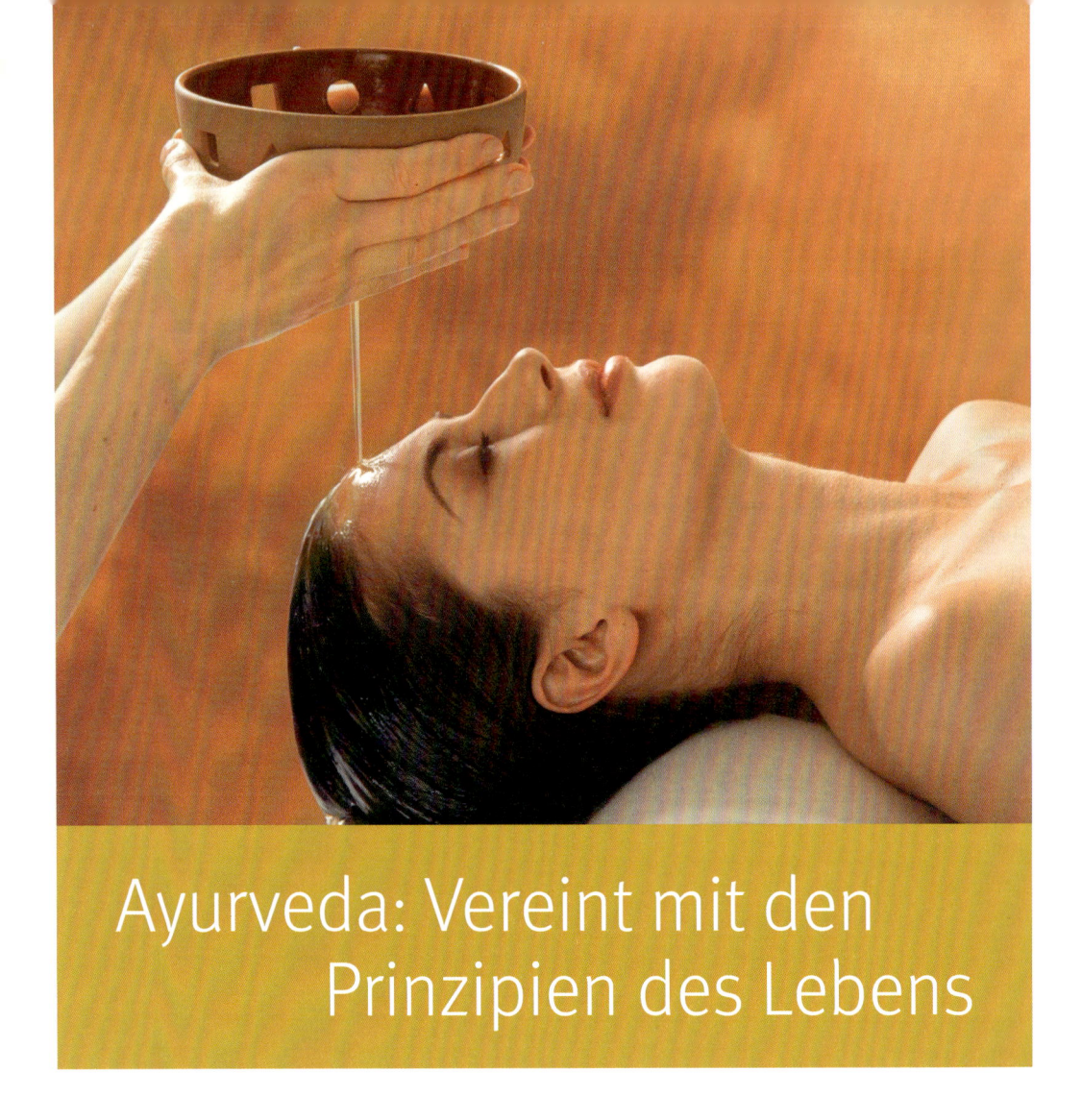

Ayurveda: Vereint mit den Prinzipien des Lebens

Das Wort Ayurveda stammt aus dem Sanskrit und bedeutet »Wissen vom Leben«. Die traditionelle indische Weisheitslehre ist mit ihrer etwa 5000 Jahre alten Philosophie und Erfahrung die älteste der in diesem Buch vorgestellten ganzheitlichen Heilverfahren. Auch bei ihr spielt das harmonische Zusammenspiel von Körper, Seele und Geist die zentrale Rolle. Außerdem ist Meditation Bestandteil der klassischen vedischen Lehre, um den Ursprüngen des eigenen Denkens, Fühlens und Handelns näherzukommen. In den homöopathischen Lehrbüchern spiegelt sich die Bedeutung der Harmonie des Geistes insofern wider, als sich Störungen durch Kummer, Verlust oder Hass zum Beispiel als Schmerzen im Körper manifestieren können. Die Selbsterkenntnis vollzieht sich dort also indirekt, während sie im Ayurveda aktiv gefördert wird.

Drei Grundtypen

Im Ayurveda spricht man von drei verschiedenen Temperamenten, sogenannten Doshas – Organisationskräften der Natur, die den Menschen beeinflussen. Ihr dynamisches Gleichgewicht, die gesunde Balance zwischen Aktivität, Stoffwechsel und Stabilität, gilt als Grundvoraussetzung für ein gesundes Leben. Meist mischen sich zwei der drei sogenannten Doshas, welche unsere Energie bestimmen. Der Monotyp (also nur ein einziges wirksames Prinzip) ist eher selten. Ähnliches lässt sich auch über die Homöopathie sagen: Nur selten ist und bleibt ein Mensch in seiner Konstitution bei einem einzigen Mittel.

Eines der drei Temperamente ist Vata (Wind, Luft, Äther beziehungsweise das Bewegungsprinzip). Dieser Typ ist durchlässig, aufnahmefähig, ängstlich und leicht beeindruckbar, was sich in der Homöopathie zum Beispiel in Phosphor wiederfindet. Häufige Schwachstellen sind unter anderem Herz und Nerven. Der Pitta-Typ (Feuer und Wasser beziehungsweise das Stoffwechselprinzip) ist aufbrausend, dynamisch, erfolgsorientiert und nicht selten arrogant – in der Homöopathie unter anderem den Arzneien Nux vomica und Lycopodium ähnlich. Bei ihm sind Magen, Leber und Galle häufige Schwachstellen. Kapha (Erde und Wasser) verkörpert das bewahrende, hortende beziehungsweise das Strukturprinzip. An ihm wirkt alles schwer. Ein verlangsamter Stoffwechsel führt oft zu Übergewicht und Diabetes. Weitere Schwachstellen sind Bronchitis und Nebenhöhlenentzündung. Homöopathische Entsprechungen sind unter anderem Kalium carbonicum und Calcium carbonicum. Mithilfe von Entgiftung und Ausleitung (etwa durch Ölmassagen und -güsse) sowie einer typgerechten Ernährung und Lebensweise soll »Swa-stha« erreicht werden: der vollkommene Zustand, in dem der Mensch in sich ruht.

UNVERDAULICHE GEDANKEN

Bei allen drei Doshas spielt das sogenannte Psychosoma eine Rolle: der Zusammenhang und die Auswirkung des seelischen Zustandes auf den Körper und umgekehrt. Teil jeder erfolgreichen Therapie ist die Reinigung von unverdaulichen Gedanken: durch Meditation, Gespräche, Diät oder auch Sport.

INTERVIEW

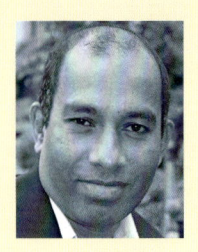

»Wir kennen 20 verschiedene Wege, einen Menschen zu betrachten«

Interview mit Aruna Bandara, Arzt und Ayurveda-Experte im Hotel Parkschlösschen in Traben-Trarbach

Was hat die Ayurvedische Medizin zu der Schwachstelle Verdauungstrakt zu sagen, an der heute so viele Menschen leiden?

5000 Jahre alte Prinzipien sagen: Magen, Leber, Galle und Darm sind die wichtigsten Organe. Wenn diese Organe nicht funktionieren, löst das eine Vielzahl von Krankheiten aus.

Sind die Störungen eine Auswirkung unserer hektischen Zeit?

Nicht nur. Die Entgleisung von seelischer und körperlicher Nahrung beginnt oft schon zu einem sehr frühen Zeitpunkt in der Kindheit. Im Ayurveda spielen auch die Umstände, unter denen wir essen, eine Rolle für die Gesundheit: Während des Essens keine Bücher, keine Zeitung, kein Fernsehen, keine negativen Diskussionen, sonst werden alle drei Doshas und das Verdauungsfeuer – Agni – gestört.

Das dürfte bei einem Großteil der Menschen hier der Fall sein.

Essen ist sinnlicher Genuss, der mit vielen Emotionen verbunden ist. Wie wir essen, wie wir kochen, wie wir würzen, spielt auch bei der Verdauung dieser Emotionen eine wichtige Rolle.

Welche Funktion hat zum Beispiel die Leber?

Sie ist in der Lage, alle Gifte zu klären. Dazu braucht sie Pitta-Energie (Feuer), die im Körper die Farbe Gelb und Grün hat.

Und was kann man tun, wenn ihr diese Energie fehlt?

Aus ayurvedischer Sicht helfen der Leber im Reinigungsprozess Bitterstoffe in der Ernährung, wie wir sie im gelben Löwenzahn, dem Curcuma-Gewürz oder in Aloe vera finden.

Gibt es so etwas wie eine ayurvedische Lebensformel?

Ja. Es ist wichtig, dass wir eine balancierte Lebensweise haben und dass wir die physischen und seelischen Zusammenhänge sehen, die immer wieder auf die Verdauungskreisläufe hinweisen.

Können Sie ein Beispiel nennen?

Ja, nehmen Sie die Herzerkrankungen. Das Herz wird normalerweise nicht krank. Der Herzbeutel (Pericard) wird zum Beispiel erst durch hohes Cholesterin geschädigt – als Folge gestörter Verdauung. Bei den drei Typen unterscheiden wir jedoch ganz unterschiedliche Entstehungsgeschichten und Auslöser, die sich auf der Grundlage der jeweiligen Konstitution entwickeln.

Was bedeutet das im Hinblick auf den Vata-Typ?

Beim Vata-Typ wird das Pericard zum Beispiel durch Emotionen wie Besorgnis, Furcht und Traurigkeit geschwächt. Dieser Typ ist luftig, leicht, trocken, sehr emotional und verliert schnell seine Identität. Wenn er zu sehr beschleunigt, findet er keine Ruhe mehr. Ruhe und Schlaf sind für seine Balance sehr wichtig.

Und wie reagiert ein Mensch mit Pitta-Disposition?

Beim Pitta-Typ sind Ärger, Hass und Managerstress die Auslöser für eine plötzliche Herzattacke. Er ist ehrgeizig, egoistisch und zeigt seine weichen Gefühle nicht. Oft leidet er an Kolitis und Magengeschwüren durch zu viel Kaffee, Alkohol, Fleisch und Wurst.

Und dann wäre da noch Kapha – wie unterscheidet sich dieser Typ von den beiden anderen?

Der Kapha-Typ wiederum wird krank, weil er sich von nichts lösen kann. Er sammelt alles gierig und gibt nicht gern. Das kostet ihn viel Energie. Er sammelt so viel, weil er so traurig ist. Er isst zu viel und zu schwer: Käse, Sahne, weißes Brot. Das verlangsamt den Stoffwechsel, führt zu Übergewicht. Auch die Gedanken werden schwer und depressiv. Er braucht Sport, weniger Fett, weniger Fleisch, stattdessen Gemüse, Samen und Früchte.

Demnach gibt es kein Patentrezept für alle Typen?

Nein. Wir kennen neun Konstitutionstypen. Ihr Befinden setzt sich aus Erbanlagen und Schicksal (Karma) zusammen. Meist mischen sich die drei Doshas. Es geht darum, uns selbst besser zu verstehen: dass wir wie Maschinen reagieren statt wie menschliche Wesen. Ayurveda lehrt uns, auf das zu achten, was wir körperlich, seelisch und spirituell tatsächlich brauchen – genau darauf zu horchen, was eine Störung uns sagen will.

Welche Möglichkeiten haben Sie, das herauszufinden?

Wir kennen 20 verschiedene Wege, den kranken Menschen zu betrachten: Wie sein Puls ist, die Augen, die Zunge; wie er lebt, wo er wohnt, was er sich für sein Leben wünscht. Ayurveda ist viel mehr als Ölmassage. Ayurveda ist die Mutter aller Medizinen: Entgiftung auf allen Ebenen, sowohl körperlich als auch mental. Der Körper soll fähig werden, sich selbst zu helfen.

Bücher, die weiterhelfen

Bailey, Ph. M.: **Psychologische Homöopathie;** Knaur Verlag, München
- Detaillierte Beschreibungen wichtiger homöopathischer Konstitutionstypen

Boericke, W.: **Handbuch der homöopathischen Materia medica;** Haug Verlag, Stuttgart
- Ein Klassiker unter den homöopathischen Arzneimittellehren

Daiker, I., Kirschbaum, B.: **Die Heilkunst der Chinesen. Qigong, Akupunktur, Massage, Ernährung, Heilkräuter;** Anaconda Verlag, Köln
- Gut verständlicher Überblick über alle Bereiche der chinesischen Medizin: Geschichte, Grundbegriffe, Diagnostik und Therapieverfahren

Hahnemann, S.: **Organon der Heilkunst;** Narayana Verlag, Kandern
- Originalgetreuer Nachdruck der 6. Auflage von Hahnemanns Lehrwerk

Hay, Louise L.: **Heile deinen Körper. Seelisch-geistige Gründe für körperliche Krankheit und ein ganzheitlicher Weg, sie zu überwinden;** Lüchow Verlag, Bielefeld
- Wie positive Denkmuster zu Gesundheit und Heilung führen können

Lad, V.: **Das große Ayurveda-Heilbuch;** Windpferd Verlag, Oberstdorf
- Umfassendes Handbuch der ayurvedischen Medizin, mit wichtigen Diagnose- und Behandlungsmöglichkeiten, Ernährungshinweisen und Ratschlägen zur Lebensführung

Scheffer, M.: **Die Original Bach-Blütentherapie zur Selbsthilfe;** Hugendubel Verlag, München
- Das kompakte Grundlagenbuch bietet einen guten Überblick über das wesentliche Gedankengut der original Bach-Blütentherapie

AUS DEM GRÄFE UND UNZER VERLAG

Heepen, H. G.: **GU-Kompass Schüßler-Salze**
- Die Eigenschaften der Schüßler-Salze und ihre Anwendung in Tabellenform

Kirschner-Brouns, S., Wiesenauer, M.: **Homöopathie – das große Handbuch**
- Selbstbehandlung bei leichteren Beschwerden und therapiegestützte Behandlung

Pape, D., Schwarz, R., Gillessen, H., Trunz-Carlisi, E.: **Schlank im Schlaf**
- Das erfolgreiche Konzept zum Abnehmen: Insulin-Trennkost für drei unterschiedliche Typen; Ernährung und Sport im Takt der biologischen Uhr

Reichelt, K., Sommer, S.: **Die magische 11 der Homöopathie**
- Ratgeber zur homöopathischen Selbstbehandlung aufgrund der bewährten Indikationen

Reichelt, K., Sommer, S.: **Die magische 11 der Homöopathie für Kinder**
- Die homöopathischen Topmittel für die Behandlung von Kindern

Reichelt K., Uhl, D.: **Die 9 großen Frauenmittel der Homöopathie**
- Porträts berühmter Homöopathinnen, neun Frauentypen und die wichtigsten Mittel für typisch weibliche Schwachstellen

Sommer, S.: **Der große GU Kompass Homöopathie – Alltagsbeschwerden selbst behandeln**
- Homöopathischer Ratgeber für körperliche und seelische Beschwerden, in Tabellenform

Wiesenauer, M.: **Quickfinder Homöopathie**
- Übersichtliche Flussdiagramme zur Diagnose und homöopathischen Behandlung von Kinderkrankheiten

Adressen, die weiterhelfen

DEUTSCHLAND

Bund Klassischer Homöopathen Deutschlands e. V. (BKHD)

Schäftlarnstr. 162, D-81371 München
www.bkhd.de
- Zentrales Therapeutenregister qualifizierter Homöopathen

Deutsche Gesellschaft für Klassische Homöopathie e. V. (DGKH)

Saubsdorferstr. 9, D-86807 Buchloe
www.dgkh-homoeopathie.de
- Hier erhalten Sie neue Erkenntnisse zur Homöopathie
und Hinweise auf spannende Fachvorträge

Deutsche Homöopathie-Union (DHU)

Ottostr. 24, D-76227 Karlsruhe
www.dhu.de
- Informationen rund um homöopathische Einzel- und Komplexmittel sowie Schüßler-Salze, aktuelle Veröffentlichungen und Buchtipps

Deutsches Netzwerk für Homöopathie

Kanalstr. 38, D-22085 Hamburg
www.homoeopathie-heute.de
- Fragenbaum zum passenden homöopathischen Mittel, Adressen von Fachärzten und -apotheken in Ihrer Nähe, Infoveranstaltungen

Kinderkrankenhaus auf der Bult

Janusz-Korczak-Allee 12, 30173 Hannover
www.kinderkrankenhaus-auf-der-bult.de
- Hochspezialisiert auf kindlichen und jugendlichen Diabetes, Suchterkrankungen bei Kindern und neuro-pädiatrische Entwicklungsstörungen; homöopathisches Konsil

Natur und Medizin e. V.

Am Deimelsberg 36, D-45276 Essen
www.naturundmedizin.de
- Internetseite der Karl und Veronica Carstens-Stiftung; die größte Bürgerinitiative für Naturheilkunde, Homöopathie und andere komplementäre Heilverfahren in Europa mit aktuellen Veröffentlichungen zu jeweiligen Gesundheitsthemen

ÖSTERREICH

Österreichische Gesellschaft für homöopathische Medizin (öghm)

Mariahilferstr. 110, A-1070 Wien
www.homoeopathie.at
- Arztsuche, homöopathische Ambulanzen, Lexikon, Expertenforum

SCHWEIZ

Schweizerische Ärztegesellschaft für Homöopathie (SAHP)

Butzibachstr. 31b, CH-6023 Rothenburg
www.sahp.ch
- Informiert über die umfangreichen Dienstleistungen und Aktivitäten der Alternativmedizin in der Schweiz; mit Adressenverzeichnis von Therapeuten

Links zu den Interviews im Buch

www.gunia-akupunktur.com
www.ernaehrungstherapie-blumenschein.de
www.parkschloesschen.de

Arzneimittelregister

A
Acidum nitricum 90
Acidum phosphoricum 95, 99
Acidum picrinicum 97
Aconitum 58, 81, 95
Allium cepa 31
Anacardium 65
Apis 31, 92
Argentum nitricum 96
Arnica 87
Arsenicum album 66, 75
Aurum 81
Avena sativa 109

B
Belladonna 31, 43, 47, 49, 53
Berberis 93
Bryonia 63, 75

C
Calcium carbonicum 119
Calcium fluoratum 86
Cantharis 91
Cardiospermum 101
Causticum 91
Chamomilla 49
Cimicifuga 79
Cocculus 108
Coffea 110
Colocynthis 72

Cypripedium 109

D
Drosera 54

E
Elaps corallinus 49

G
Gelsemium 42
Glonoinum 61

I
Ignatia 79, 95, 98
Ipecacuanha 55

K
Kalium carbonicum 84, 119
Kalium phosphoricum 97

L
Lachesis 79
Luffa 46
Lycopodium 67, 119

M
Mercurius 104
Mercurius dulcis 74
Mezereum 103

N
Natrium muriaticum 30, 40, 47, 95

Nux vomica 30, 64, 73, 98, 117, 119

O
Okoubaka 65

P
Phosphorus 52
Pulsatilla 45, 75, 78

R
Rescue Creme 80
Rhus toxicodendron 80
Robinia 65

S
Sarsaparilla 91
Spigelia 60
Spongia 55
Strophanthus 97
Strychninum phosphoricum 109
Sulfur 102

T
Thuja 105

Z
Zincum metallicum 111

Beschwerdenregister

A

Absonderung 32, 43, 45, 49, 58, 90, 97
Ähnlichkeitsregel 28
Akupunktur 114, 115
Allergieauslöser 15
Angst 15, 42, 49, 53, 55, 57, 58
Apathie 95, 99
Arzneimittelprüfung 28
Asthma 35, 51, 55, 66, 102
Atemnot 60, 61, 92
Atemwege 52, 54, 66
Aufregung 42, 66
Ausschlag 59, 101, 102, 104, 105, 111
Auswurf 52
Ayurveda 118, 119

B

Bänder 80, 83, 86
Bauch 63, 67, 72, 74
Beine, ruhelose 108, 111
Bindehautentzündung 97
Blähsucht 110
Blähungen 65, 67
Blase 69, 88, 89, 91, 92, 93
Blasenentzündung 46, 74, 92
Bluthochdruck 57, 59
Bronchien 50, 51, 54
Brust 49, 51, 52, 55, 60, 86, 99

D

Darm 62, 63, 64, 69, 96
Darreichungsformen 32
Demütigung 40, 47
Depression 52, 90, 102
Diabetes 11, 35, 57, 71, 119
Doshas 119
Dosierung 33
Druck 32, 64, 72, 75, 91, 92, 99
Durchfall 54, 63, 64, 72, 74, 79, 96, 110

E

Ekzeme 101
Emotionen 14, 15, 17, 46, 63, 70, 78
Entzündungen 53
Erschöpfung 66, 80, 97, 99, 108
Essen 35, 49, 53, 64, 67, 69, 79, 98, 117

F

Fünf-Elemente-Lehre 117
Furcht 42, 57, 59, 60, 67, 75, 84, 121
Furunkel 87, 105

G

Gabe 32
Galle 70, 71, 72, 74, 75, 93
Gallenkolik 70, 74, 75
Gallensteine 71, 93
Gefühle 14, 17, 46, 90, 98, 105
Gelbsucht 74
Gelenke 43, 81, 82, 83, 86, 116
Geruchsempfindlichkeit 59
Geschwüre 91, 98, 104, 105, 121
Grippe 68, 87

H

Hals 44, 45, 48
Hämorrhoiden 64, 67
Harmoniebedürfnis 28
Haut 80, 100, 101, 102, 104, 105
Hautausschlag 111
Heilimpuls 16
Hepatitis 74
Herpes simplex (Lippenbläschen) 14, 103
Herpes zoster (Gürtelrose) 103
Herz 56, 57, 58, 59, 60, 61, 120
Herzbeschwerden 59, 97
Herzinfarkt 57
Herzkatheter 59
Herzrasen 59
Hexenschuss 81
Hormone 106
Hüfte 85
Hüftgelenk 54, 85
Husten 54

I

Immunsystem 64
Impfschäden 105

J

Jetlag 109
Juckreiz 49, 105

K

Kälte 31, 49, 98, 116
Kapha 119
Katarrh 43, 103
Kehlkopf 32, 43, 53, 55
Keuchhusten 54
Knie 83, 87

Kolik 65, 72, 74
Koller 72
Konflikte 28, 51, 71, 101, 104, 107
Kopfschmerzen 30, 39, 41, 42, 43, 99, 110
Kreuzschmerzen 86

L
Lampenfieber 39, 42, 97
Leber 67, 71, 72, 74, 89, 117, 120
Leberwickel 73
Leberzirrhose 74
Leistungsfähigkeit 52
Liebeskummer 95, 98
Lunge 50, 51, 52
Lungenentzündung 51, 52

M
Magen 62, 63, 64, 72
Magenprobleme 63
Mandelentzündung 48
Menstruation 40, 109
Meridiane 115
Migräne 14, 17, 35, 39, 40, 41, 60, 108, 117
Muskeln 42, 81, 86, 98

N
Nachtschweiß 54
Nägel 93, 105
Nase 32, 44, 45, 46
Nasenbluten 43, 49, 54
Nasennebenhöhlenentzündung 49
Nerven 94, 95, 97, 98, 119
Nervensystem 64, 106
Nervosität 97
Niere 74, 88, 89, 90, 92, 93, 116

Nierengrieß 93
Nierenkolik 91
Nierensteine 89, 93

O
Ödeme 31, 74, 92
Ohrdiagnostik 116
Ohren 45, 49, 67
Ohrenentzündung 49

P
Pitta 119
Potenz 33
Potenzierung 28
Prellungen 83
Pubertät 21, 78
Pulsdiagnostik 116

Q
Qi 115

R
Rücken 31, 60, 80, 85
Rückenbeschwerden 77
Rückenschmerzen 21, 34, 77, 87, 86, 93, 116
Ruhelosigkeit 57, 66

S
Schlaf 106, 107, 108, 110, 111
Schlaflosigkeit 97, 108, 109, 110
Schlafmangel 108
Schlafstörungen 60, 109, 111
Schlafwandeln 111
Schleimhäute 45, 54, 89
Schnupfen 41, 46, 47, 49
Schock 95
Schreck 16, 31, 42, 58, 99
Schwangerschaft 84
Schwindel 42, 54, 61, 65, 81, 96, 108

Schwitzen 90, 104, 110
Sehnen 80, 83
Sodbrennen 64, 67
Sportunfälle 87
Stimmungsschwankungen 79
Stolz 46

T
Taubheit 49
Teilnahmslosigkeit 42
Tinnitus 45
Tod 59, 107

U
Übelkeit 40, 41, 42, 55, 63, 66, 74, 99, 108
Überanstrengung 31

V
Vata 119
Venen 105
Verdauung 51, 64, 67, 120
Verletzung 40, 53, 80, 87
Verstopfung 64, 74
Vitamine 18, 68, 83, 86

W
Warzen 101, 105
Watsu 83
Wechseljahre 78
Wundheit 92, 103, 105
Wut 40, 43, 46, 67, 71, 73, 90, 117

Y
Yang 115, 117
Yin 115

Z
Zähneknirschen 43
Zorn 46, 71, 72, 81, 117
Zunge 40, 48, 105
Zungendiagnostik 116

Impressum

© 2011 GRÄFE UND UNZER VERLAG GmbH, München

Alle Rechte vorbehalten. Nachdruck, auch auszugsweise, sowie Verbreitung durch Bild, Funk, Fernsehen und Internet, durch fotomechanische Wiedergabe, Tonträger und Datenverarbeitungssysteme jeder Art nur mit schriftlicher Genehmigung des Verlages.

Projektleitung: Eva Dotterweich

Lektorat: Rita Steininger

Bildredaktion: Henrike Schechter und Corinna Feicht

Umschlaggestaltung und Layout: independent Medien-Design, Horst Moser, München

Herstellung: Petra Roth

Satz: Christopher Hammond

Lithos: Repro Ludwig, Zell am See

Druck: Firmengruppe APPL, aprinta druck, Wemding

Bindung: Firmengruppe APPL, sellier druck, Freising

ISBN 978-3-8338-2121-9

1. Auflage 2011

Bildnachweis

Corbis (S. 12), Getty (S.19, 81), Beat Ernst (S. 55, 62, 70, 93, 105), DHU: Herr Maus (S. 74), Florapress (S. 22), Fokus/SPL (S. 50, 56, 94), Fotofinder (S. 76, 82, 106), GU: Marcel Weber (S. 36), Harry Bischof (S. 112), Jump (S. 1, 6, 8, 24, 33, 118, U4 li.), Mauritius (S. 100), Okapia (S. 88), Photolibrary (S. 38, 44, 66), Picturepress (U4 re.), Plainpicture (Cover), Superbild (S. 114)

Syndication: www.jalag-syndication.de

Wichtiger Hinweis

Die Gedanken, Methoden und Anregungen in diesem Buch stellen die Meinung bzw. Erfahrung der Verfasser dar. Sie wurden von den Autoren nach bestem Wissen erstellt und mit größtmöglicher Sorgfalt geprüft. Sie ersetzen jedoch nicht die ärztliche Beratung bzw. Therapie.
Weder Autoren noch Verlag können für eventuelle Nachteile oder Schäden, die aus den im Buch gegebenen praktischen Hinweisen resultieren, eine Haftung übernehmen.

Umwelthinweis

Dieses Buch ist auf PEFC-zertifiziertem Papier aus nachhaltiger Waldwirtschaft gedruckt. Um Rohstoffe zu sparen, haben wir auf Folienverpackung verzichtet.

Die GU-Homepage finden Sie im Internet unter www.gu.de

GRÄFE UND UNZER

Ein Unternehmen der
GANSKE VERLAGSGRUPPE

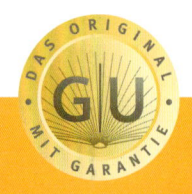

Unsere Garantie

Mit dem Kauf dieses Buches haben Sie sich für ein Qualitätsprodukt entschieden. Wir haben alle Informationen in diesem Ratgeber sorgfältig und gewissenhaft geprüft. Sollte Ihnen dennoch ein Fehler auffallen, bitten wir Sie, uns das Buch mit dem entsprechenden Hinweis zurückzusenden. Gerne tauschen wir Ihnen den GU-Ratgeber gegen einen anderen zum gleichen oder zu einem ähnlichen Thema um.

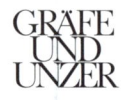

Liebe Leserin und lieber Leser,

wir freuen uns, dass Sie sich für ein GU-Buch entschieden haben. Mit Ihrem Kauf setzen Sie auf die Qualität, Kompetenz und Aktualität unserer Ratgeber. Dafür sagen wir Danke! Wir wollen als führender Ratgeberverlag noch besser werden. Daher ist uns Ihre Meinung wichtig. Bitte senden Sie uns Ihre Anregungen, Ihre Kritik oder Ihr Lob zu unseren Büchern. Haben Sie Fragen oder benötigen Sie weiteren Rat zum Thema? Wir freuen uns auf Ihre Nachricht!

GRÄFE UND UNZER VERLAG
Leserservice
Postfach 86 03 13
81630 München

Wir sind für Sie da!
Montag–Donnerstag: 8.00–18.00 Uhr
Freitag: 8.00–16.00 Uhr
Tel.: 0180 - 500 50 54*
Fax: 0180 - 501 20 54*
E-Mail: leserservice@graefe-und-unzer.de

*(0,14 €/Min. aus dem dt. Festnetz, Mobilfunkpreise maximal 0,42 €/Min.)

Neugierig auf GU?
Jetzt das GU Kundenmagazin und die GU Newsletter abonnieren.

Wollen Sie noch mehr Aktuelles von GU erfahren, dann abonnieren Sie unser kostenloses GU Magazin und/oder unseren kostenlosen GU-Online-Newsletter. Hier ganz einfach anmelden:
www.gu.de/anmeldung

GRÄFE UND UNZER
Ein Unternehmen der
GANSKE VERLAGSGRUPPE